物質使用障害のグループ治療
TTM（トランス・セオリティカル・モデル）に基づく変化のステージ治療マニュアル

著
メアリー・マーデン・ヴェラスケス
ゲイリン・ガディ・マウラー
キャシー・クラウチ
カルロ・C・ディクレメンテ

監訳
村上 優　杠 岳文

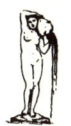

星和書店

Seiwa Shoten Publishers

2-5 Kamitakaido 1-Chome
Suginamiku Tokyo 168-0074, Japan

Group Treatment for Substance Abuse: A Stage-of-Change Therapy Manual

by

Mary Marden Velasques, Ph.D.
Gaylyn Gaddy Maurer, MA
Cathy Crouch, MSW
Carlo C. DiClemente, Ph.D.

Translated from English
by

Masaru Murakami, M.D.
Takefumi Yuzuriha, M.D.

English Edition Copyright © 2001 by The Guilford Press
A Division of Guilford Publication, Inc.
Japanese Edition Copyright © 2012 by Seiwa Shoten Co., Tokyo, Japan

日本語訳にあたって

　21世紀になってわが国のアルコール・薬物依存医療も変革を求められ，集団精神療法を主軸とする従来の久里浜モデルは，認知行動療法を取り入れた新久里浜モデルへと変化している。1980年代に久里浜モデルを踏襲してスタートした国立肥前療養所（現在の肥前精神医療センター）のアルコール医療は，1990年代には薬物依存の治療も併せて行うようになり，物質使用に対する総合的な医療を目指していた。体験を中心としたナラティブな集団精神療法から心理教育や認知行動療法を取り入れたモデルに志向性は変化した。当時の若手のリーダーだった杠岳文・現肥前精神医療センター院長のもとで勉強会を始めた。A. T. Beckの物質使用障害に関する認知行動療法の輪読会より始めて，具体的に使えるものとして「行動変化のトランスセオリティカルモデル（TTM）」に到達したのである。2003年以降は肥前の物質使用治療モデルは変化のステージモデルと称して独自の命名をしてTTMに変化していった。これを推進したのが杠先生を代表とする，遠藤光一，遠藤史絵，比江島誠人，大鶴卓，吉森智香子の諸氏であるし，その後に参加した武藤岳夫，渡辺（旧姓小幡）優子，木戸真紀子，森田薫，藤井美香の医師や臨床心理士，作業療法士である。私は旧来の集団精神療法に慣れ親しんでいたが，医療観察法の構築を手掛けて留守をしている間に，肥前のアルコール病棟は大きく変化した。変化は，従来勢力が退室したあとに，変化に関心を持つ若手を中心として進み，実績を重ね，十分に臨床的にこなれた姿で治療を提供している。また杠が開発したアルコール問題への具体的な早期介入手法であるHAPPYプログラムにもつながっている。その後10年を経て，現在，私が所属する琉球病院アルコール病棟でもTTMを中心とする治療が行われて，広がりを見せている。

本書がアルコールや薬物に限らず物質使用障害を有する人々への治療に役立つことを願うし，また「危険をはらむ行動に対する専門家による理解や治療」（「イントロダクション」）とあるように，広く嗜癖行動への介入に使用されることを期待する。

　輪読会の最初に顔を出していたころを思い出すと，新しい方法を作り出そうとする同志が目に浮かぶ。本書を上梓するまでの長い道のりを臨床と併せて実践してきた人々に感謝と敬意を表したい。また翻訳をサポートいただいた福井星一氏があって世に出すことができたことを付記する。物質使用障害をはじめ嗜癖行動の治療に携わる人々に具体的に役立つことを確信している。

村上　優
独立行政法人国立病院機構琉球病院

序　文

　過去30年のアディクションの治療において，行動変化に対するトランスセオリティカルモデル（TTM）ほど大きな影響を与えた改革はないだろう。喫煙者に関する基礎研究に始まって，間もなくアルコールや薬物問題を扱うようになり，アディクションの領域を超えて精神科治療，健康管理，組織運営などに幅広く適用されるようになった。依存症の治療にあたる専門家の間では，TTMの変化のステージはアルコホーリクス・アノニマス（AA）の12ステップとほとんど同じくらい浸透している。

　特に，1960年代以降，アメリカにおいて物質使用障害についての考え方が根本的に変化したが，その新しい型への変化に重要な役割を演じたのがTTMである。かつては，それぞれが無関係な現象と見なされていた喫煙，飲酒，薬物使用およびギャンブル癖が，類似した「嗜癖行動」として理解されるようになった。TTMで述べられた変化のレベル，プロセス，ステージは，これらの嗜癖行動が関連の深い類似したものであるという見解を裏づける。

　行動科学の専門家が嗜癖行動を扱うようになったのも，TTMの功績のひとつである。以前のアメリカでは，嗜癖行動については，依存症からの回復を担当するカウンセラーの助手にだけ任せておくべき分野と見なされていた。物質使用障害のある人々は，物質使用そのものよりはるかに本人にとって重大な精神的，身体的，社会的問題をたくさん抱えている場合が多い。当然のことながら，TTMは嗜癖行動を習癖ととらえ，さまざまな影響を与えやすく介入の対象として適しているという考え方を強く支持している。

　1960年代には，アメリカにおけるアディクションのカウンセリング

は，否認などの防衛機制などについての精神力動的な考え方を間違って引用していたために，泥沼にはまってしまっていた。アディクションの担当者が勧めることに対して準備のできていないクライエントは，「行動変化の準備ができていない」として非難され，拒絶され，敵視された。TTMは，クライエントの変化への動機について異なった理解を示している。行動への関心，準備，開始は，しっかりした変化への自然で連続的なステップとみなされる。TTMは，動機づけされていないクライエントを非難するのではなく，クライエントの現在の変化のステージを理解し，現在の準備段階（レディネス）に適したカウンセリングを提供することを奨励する。つまり，変化に対する動機づけの強化は，クライエントだけの責任ではなく，カウンセラーの担当分野の一部となる。

　アメリカでの過去のそのような患者への対応や敵対について，今どき書いたり話したりすると，最近研修を終えたばかりの専門家たちは「アディクションの治療がそのように考えられて実践されていたとは信じられない」という反応を示すことがある。これは，私にとっては愉快なことだ。実際，維持期までたどり着くと，無関心期の生活を面白おかしく思い起こすことが多い。アメリカのアディクション治療分野も，1960年代が無関心期であり，1970年代が関心期，1980年代が準備期，1990年代がアディクションの理解と治療が新しく再編される実行期といえよう。もしそうであれば，21世紀は維持期と再発予防の新しい挑戦の時である。

　そのように考えると，これは時を得た本である。当初は単純だと見なされるやり方が，しだいに複雑化することがある。ＡＡと出会って参加する人たちは，一からやり直したいという情熱と，絶対的な善悪の区別によって禁酒に取り組み始めるだろう。何年か経つうちに，彼らはＡＡが取り組んでいることとその12ステップをより深く理解するだろう。今日，多くのアディクションの専門家は，TTMの変化のステージの名前を知っており，それぞれを簡単に説明することができる。TTMの中

心となる変化のプロセスについては，それほど知られてはいない。TTMの応用が，あまりに単純化されることが多い。「ステージに適した介入」をするには，クライエントのステージを診断して，在庫資料の中からそのステージに適した指示を探し出せばよいと見られがちだ。実際にそれくらい簡単であればよいのだが。

　メアリー・マーデン・ヴェラスケスほかによるこの臨床のための参考書の斬新な点は，TTMの10の変化プロセスを詳細に説明していることである。その内容をもとに，個人の変化へのプログラムを組み立てる多彩な戦略が浮かぶに違いない。この本は物質使用に焦点を当てているが，動機づけ面接が幅広く応用されているのと同様に，本書に記されたプロセスはアディクションの治療を超えて広範な応用が可能である。この本は，29回で完結するセッションの集団療法の手引きという構成だが，実際には，その方法やエクササイズは，個人療法でも役立つし，短期治療にも長期治療にも適用できる。本書は，きちんと構成されているので，TTMまたはグループ治療を初めて行うカウンセラーにも役立つだろう。さらに経験を積んだ臨床家は，本書に書かれた概念や戦略を柔軟に応用することができるだろう。この本の全体を通して述べられているのは，変化のステージの間を人々が移動していくのを，いつどのように援助するかを決定するための一貫した理論的枠組みである。

　著者たちは，動機づけ面接を，治療の全経過を通して使用できる臨床方法として取り入れている。カール・ロジャーズらが最初に提唱したこのクライエント中心の方法が，治療の全過程で使用可能で，私たちにも有効で，クライエントにも良い結果をもたらすことを，私たちは経験している。これは，「関心期を通り過ぎるまでは動機づけ面接の治療方法を使って，その後は指示的な方法に変える」という考え方とは反対のものだ。的確な共感，純粋さ，無条件の肯定的な視線を継続しつつ，指示的な認知行動療法を提供するのが治療上の難題だ。アディクションの治療は，そうあるべきだというのが私の信条である。

この本は始まりである。治療方法は詳細に説明されており，今後はクライエントの予後に対する影響を試験する必要がある。この方法が効果的であることを述べるだけでなく，これからは，いかなる効果も見逃さずに変化のプロセスについての検証を進めるべきであろう。実際にこの治療を受けたクライエントは，変化のステージを通して，ほかの方法よりも大きく速く進歩するのか。そのような変化は確固とした行動変化の前触れとなるのか。

　特定の変化のステージで治療に入った人々のほうが，ほかのステージから始めた人よりも効果が大きいのか。29のセッションをすべて通して実施した場合と，より短い形態のものや，個別の治療のために基本的なアプローチを柔軟に応用した場合とを比べると，効果はどのように違うのだろうか。クライエントはこのステージのどこからでもグループに入ってもよいのか。あるいは最初から順を追って実施することが大切なのか。この治療を用いたとき，治療担当者ごとの成功率の開きはどの程度あるのか。

　現時点で，この治療マニュアルはTTMの理論と研究成果を物質使用治療アプローチに導入する賢明な一歩となる。ステージ-マッチング戦略を追究しようとする動きもあるが，本書は，人々が普通の生活で使っているさまざまな変化のプロセスを活発化させるためにTTM理論を生かすことをねらう。私がこの本について気に入っているのは，ステージにあてはめるだけでなく変化のプロセスを使うという点であり，それもアディクションの治療分野への本書の大きな貢献の一部である。

ウィリアム・R・ミラー　Ph.D.（博士）
ニューメキシコ大学　心理学および精神医学特別教授

謝　辞

　私，メアリー・ヴェラスケスは，この本の執筆にあたっての，3人の家族，ジェリー，キース，ダニエルからの支援に感謝したい．さらに，キルク・フォン・シュテルンベルク氏，ダニエル・ソーレル-マイナー氏，ジョセフ・カルボナーリ博士をはじめ，多くの方々から，貴重なご指摘や創造的なアイデアをいただいた．同僚および友人として信頼しているジャン・グロフ博士からは，常に励ましとヒントをいただいた．本書の記載内容は，「プロジェクトMATCH」および「ポジティブ・チョイシズ」（アメリカ国立アルコール乱用依存症研究所），「煙草のない家庭」（ロバート・ウッド・ジョンソン基金），「プロジェクトCHOICES」（アメリカ疾病管理予防センター）をはじめとした多くの研究から得られた知見に基づいている．物質乱用と行動変化に関する考えをまとめるにあたって，それぞれの研究の中心となった素晴らしい研究グループの方々に，大いにお力添えいただいたことは言うまでもない．とりわけ，ジェフリー・パーソンズ博士，パット・マレン博士，ルイーズ・フロイド博士，カレン・インガーソル博士，マーク・ソベル博士には，私たちとの共同のプロジェクトに，豊かで幅広いお知恵を惜しみなくお貸しいただいた．

　ウィリアム・ミラー博士とステファン・ロルニック博士をはじめ，極めて優れた（愛称"Minities"で知られる）「動機づけ面接療法士ネットワーク」（Motivational Interviewing Network of Trainers）の方々のお力添えも特記したい．この数年間に，このネットワークに参加させていただき，素晴らしい考え方に接し，研究熱心な方々と出会えたのは光栄であった．特に，ジャッキー・ヘクト氏，アンジェリカ・テヴォス氏，デビッド・ローセングレン氏には，このマニュアルの作成過程を通じ

て，快調なときも不調なときも，私に洞察を与え勇気づけていただいた。

　カルロ・ディクレメンテ博士に共著者に加わっていただいたことに，ほかの3名の共著者を代表して最大の感謝をしたい。同博士は，まさに私たちが見習うべき特別の存在であり続けた。私たちは彼の才能と創造力に触発され，彼のエネルギーと仕事ぶりに驚嘆し続け，この分野に熱心に正面から取り組み続ける姿勢には畏敬の念を抱いた。ディクレメンテ博士からの励ましと方向づけがあって初めて，私たちは物質乱用における研究と臨床の重要な関連を見出し，そのような関連づけを一層進めていく作業の真価に気づくことができた。

　私，ゲイリン・マウラーは，愛する寛容な夫ジョセフに感謝する。一人で夜遅くまで何時間も息子のニコラスの世話を進んで担当し，私を支えてくれた。それがなければ，この本の完成までに必要な時間を割くことができなかっただろう。

　私，キャシー・クラウチは，SEARCH ホームレスプロジェクトとそのスタッフと患者さんがこのマニュアルの作成に貢献してくださったことに，まず感謝したい。ドン・ホール氏には，この本の多くの章に取り入れるアイデアを出していただいた。イレーヌ・グロスダニス氏は大学院生であった1年間のほとんどを費やして，初版のための基礎研究を行った。ジョン・クリーブランド氏は，これまで1年半にわたって行動維持グループを運営し，価値あるフィードバックを提供した。

　さらに，ドン・ヘニガン氏の愛と励ましはこのプロジェクトで働いている間ずっと私を支えてくれたので，大変に貴重であった。最後に，ビジネス・デザイン・アソシエーツ社のフェルナンド・フローレス博士からは多大な知的支援をいただいたので，この本を彼に捧げたい。彼の言語理論，ヨーロッパ哲学，経営管理理論の研究成果を生かした支援によって，ようやく私は考えをまとめることができた。

私，カルロ・ディクレメンテは，Texas Research Institute of Mental Sciences（TRIMS）の多くの同僚，特に，故ジャック・ゴードン博士に感謝したい。彼はトランスセオリティカルモデルの臨床への応用を推進した。TRIMSでアルコール依存症治療クリニックの発展に寄与した先進的な同僚とスタッフからの意見をもとに，臨床にかかわる知恵が生まれ，本書に反映された。多くの同僚，大学院生，ワークショップの参加者が，良い質問をし，臨床経験を分かち合い，アイデアを提供したことによって，理論を臨床に応用する道が開けた。多くの方々のお名前をすべて記すことはできないが，私は，一人ひとりに大変感謝している。特に，3人の共著者たちは，この執筆作業の担い手であった。彼らの献身，エネルギー，展望，熱心な仕事ぶりにはいつも励まされた。最後に，私の妻リンと元気な娘たちカーラとアンナに感謝したい。理論を実践に生かすためのこの仕事には，出張や長期間帰宅できないことや，研究，会議への出席などが続いたが，彼女たちは常に愛と支援を差しのべてくれた。

　最後に，著者全員から，ギルフォード出版の編集者バーバラ・ワトキンズ氏の知恵と洞察力に感謝を捧げる。彼女のトランスセオリティカルモデルの理解と鋭い質問が，私たちの考えを明白にしてくれた。各項目と全体の構成の関係を見通すことでは，著者の誰よりも頼りになる場面が多かった。まさにこの本は，私たちと彼女の共同の成果といえる。

もくじ

日本語訳にあたって　iii
序文　v
謝辞　ix
イントロダクション　1

第1部　変化の援助方法　7

第1章　どのように人は変わるのか：トランスセオリティカルモデル　9

TTMの概要　9
ちょうど良いときに適切なことを行う　12
変化のプロセスの次のステージに進む　15
プロセスが次のステージへの前進を助ける仕組み　19
プロセスと技法の違い　23
ニーズに合わせて本書を使いこなすために　24

第2章　変化を支援する要領　25

動機への働きかけ　25
動機づけ面接の原則　26
変化のプロセスを促進させるために動機づけ面接を行う　28
動機づけの戦略　30
技法の概要　32

第3章　実際の治療の概観：介入の準備と実践　40

この治療の概要　40
どのような人が治療を担当すべきか　41

この治療を用いるのに適した場面　42
　　　グループの大きさ，セッションの頻度とセッションの長さ　43
　　　初回の評価と参加グループの決定方法　43
　　　注意すべきこと　47
　　　クライエントを集団に参加させるにあたって　48
　　　セッションの形式　49
　　　グループワークとは：再確認　51
　　　まとめ　54

第2部　物質使用について変えようかと考える時期　57
無関心期・関心期・準備期
(Precontemplation-Contemplation-Preparation：P/C/P)

セッション 1　変化のステージ　59
　　　変化プロセスの目標：認識を深める

セッション 2　人生の中のある1日　71
　　　変化プロセスの目標：認識を深める

セッション 3　アルコールの身体への影響　78
　　　変化プロセスの目標：認識を深める

セッション 4　薬物の身体への影響　89
　　　変化プロセスの目標：認識を深める

セッション 5　何を期待して物質を使用するのか　99
　　　変化プロセスの目標：認識を深める

セッション 6　心配する声　106
　　　変化プロセスの目標：自己の再評価，劇的な解放

セッション 7　何が大切か　113
　　　変化プロセスの目標：自己の再評価

セッション 8　物質使用の良い面と悪い面　119
　　　変化プロセスの目標：判断のバランス

セッション 9　対人関係　129
　　　変化プロセスの目標：環境の再評価

セッション 10　役割　　137
　　　変化プロセスの目標：環境の再評価
セッション 11　自信と誘惑　　144
　　　変化プロセスの目標：自己効力感
セッション 12　問題の解決　　152
　　　変化プロセスの目標：自己効力感
セッション 13　目標設定と変化の準備　　159
　　　変化プロセスの目標：自己の解放
セッション 14　振り返りとまとめ　　168

第3部　物質使用を変えようと試みる時期　　175
実行期・維持期（Action-Maintenance：A/M）

セッション 1　変化のステージ　　177
　　　変化プロセスの目標：認識を深める
セッション 2　「誘因」を明らかにする　　188
　　　変化プロセスの目標：刺激の抑制
セッション 3　ストレス制御　　195
　　　変化プロセスの目標：抗条件づけ
セッション 4　成功のごほうび　　205
　　　変化プロセスの目標：強化子の管理
セッション 5　効果的なコミュニケーション　　213
　　　変化プロセスの目標：抗条件づけ，強化子の管理
セッション 6　効果的な断り方　　221
　　　変化プロセスの目標：抗条件づけ，強化子の管理
セッション 7　上手な批判のしかた，されかた　　229
　　　変化プロセスの目標：抗条件づけ，強化子の管理
セッション 8　思考の自己管理　　237
　　　変化プロセスの目標：刺激の抑制，抗条件づけ，強化子の管理
セッション 9　渇望と衝動の自己管理　　246
　　　変化プロセスの目標：刺激の抑制，抗条件づけ，強化子の管理

セッション10　人生を楽しむ新しい方法　254
　　　変化プロセスの目標：誘惑の制御，抗条件づけ，強化子の管理
セッション11　行動計画の策定　261
　　　変化プロセスの目標：自己の解放
セッション12　スリップ後の再出発　269
　　　変化プロセスの目標：自己の解放
セッション13　社会的支援　277
　　　変化プロセスの目標：援助関係
セッション14　ニーズと社会資源を確認する　284
　　　変化プロセスの目標：社会的解放
セッション15　まとめと終結　293
　　　変化プロセスの目標：自己効力感，強化子の管理

　　　参考資料　301
　　　文献　303
　　　訳者あとがき　307
　　　索引　308

イントロダクション

　本書は，物質を乱用するクライエントにかかわる専門家のために，1984年にプロチャスカとディクレメンテが著した行動変化のトランスセオリティカルモデル（TTM）を基にした治療戦略を紹介する手引書である。TTMによって，行動を変えるにあたっての理解と計測と介入との相互関係を踏まえた枠組みが生まれた。TTMによると，変化は以下の5つのステージを経て進展する。変化しようとすら考えない無関心（precontemplation）期，変化について考える関心（contemplation）期，準備（preparation）期，実行（action）期，クライエント自身が長期間変化を維持するために取り組む維持（maintenance）期の5つのステージである。TTMによる治療を始めるにあたっては，クライエントの変化へのレディネスを見極め，クライエントのレディネスの状態やステージに合わせて，さまざまな手法によって，クライエントの変化への動機を高めることができるように，担当者が訓練されていなければならない。

　TTMは，危険をはらむ行動に対する専門家による理解と治療を大きく変えるきっかけとなった。その転換の最も重要な点は，クライエントの動機は変化させられるという認識である。以前は，クライエントの動機というものは変えようのない形質のような，手のつけようのないものととらえられていた。治療過程は「クライエント自身の行動次第」とされ，変化への意欲を誇示して入門する者にのみ準備された。治療者は，動機づけができていないクライエントに打つ手はほとんどないと見た。変化する準備がほとんどできていないクライエントは治療には不適と考えられ，治療を拒まれるか，「自分が悪い」と無理やり悟らせるための対決型の手法で治療されるかしかなかった。

最近は，治療にあたって，動機は特性ではなく影響されうる動的なものとみなされるようになった[40]。行動変化へのこの新しいアプローチは，この分野が画期的に進展する見通しを示してくれた。クライエント自身が，変化する潜在力を持っているのだとみなされて，自らの変化の主体になる。

治療のそれぞれの過程で，何らかの手を加えることによってクライエントの動機を促進できることが，研究によって示された。ミラーとロルニック[40]による貢献をはじめ，その後TTMに補足されてきた動機に働きかける手法によって，変化への準備がまったくできていないような前期のクライエントへの対応ができるようになった。認知行動や再発予防に焦点をおいた治療方法は，治療の後期においてクライエントが変化を達成して維持するために大いに役立つ。これらの方法は動機への働きかけと併用すると一層効果が上がる。

TTMは現在，行動の変化を査定し理解するための枠組みとして，また介入を進めるにあたっての指標として，世界中の専門家に使われている[49]。また，さまざまな集団のさまざまな行動にTTMを応用するために，研究がますます盛んに行われるようになってきた[17, 21, 51, 59, 61, 62]。

TTMは，アメリカ国立がん研究所における禁煙指導方法の開発過程で使われたほか，いくつかの機関での検査および治療の計画案の作成にも寄与し，イギリスでは依存症に対する主要な治療方法となっている。補助金が支給される動きも広がり，アメリカでは国立がん研究所，国立アルコール乱用・依存症研究所，国立心臓肺血液研究所，国立薬物乱用研究所，疾病管理予防センター，ロバートウッドジョンソン基金など多くの機関で，多様な健康上の問題や依存症に対するTTMを用いた治療が支給対象になっている。TTMが，健康と行動の多様な問題に適用可能な，頼りになる構成であることは，数多くの研究で証明されている。

治療に参加させるにも，その治療による成果および変化の定着を期待するにも，症状の段階および本人の変化に対する準備具合を知る必要が

あることは，従来と変わりはない。ディクレメンテとプロチャスカによる1998年の研究[17]で，アルコールの治療[52]，青年期のアルコール予防[65]，喫煙[46,60,64]，マンモグラフィー[53]，運動[32]，HIV予防[11]など，広範な行動に対してTTMのさまざまな要素を使った治療が有効であると裏づけられた。このように，上記の研究報告はTTMを基にした介入が，さまざまな集団のさまざまな行動に対して有効であると認めている。さらに，精神衛生および物質乱用の治療にあたる多くの公共機関で，TTMを使って治療を進めている。そのような治療機関からの公式のまとまった評価はまだあまり出されていないが，TTM方式については，クライエントや担当医からの熱意を持った肯定的な報告が多い。

本書に記載した介入方法は，TTMに基づいた物質乱用に対する初の包括的な治療プログラムであり，変化のプロセスを重視して，変化のプロセス全体を通した動きを系統的に促進する。変化を促進させるテクニックを用いることで，クライエントの行動変化の可能性も増大する[9]。

多様な現場の臨床家が，変化に基づく治療のステージとプロセスを実行するための特異的な指針と訓練法を提供してくれる介入法を求めていた。このことが，本書を著すきっかけとなった。当初は，ホームレス対策事業の中で，物質乱用患者に焦点を当てて，このマニュアルは開発された。そして，担当者とクライエントの双方から圧倒的な支持の声が寄せられた。その後，物質乱用治療を行うさまざまな機関で，いろいろなクライエントに使われてきた。ここに記載された介入方法については，膨大な支持する声が寄せられている。しかし今のところ，無作為の検証による評価は行われていない。この治療法の効果をさらに発見するような研究が進み，従来の方法との比較も検証されることを期待する。TTMによる治療法は，そのような検証を受けるのに適しており，変化のさまざまなプロセスでのクライエントの変化，実験的および行動的な方法の使用，クライエント自身の効力および決定バランスを計測する信頼度の高い有効な方法が存在する[9,17]。

本書の目的，目標および構成

　本書には，さまざまなステージでの支援を経て物質乱用に関する行動を改めることを目指す 29 の集団療法のセッションの教材・資料および指導方法を載せた。集団でのセッションで使用する目的で書かれているが，それぞれの方法は個人に対するカウンセリングにも適用可能である。29 のセッションのすべてをひと続きの治療プログラムとして使うこともできるし，全体を 14 セッションと 15 セッションの 2 つに分けた治療過程にすることもできる。または，その場の環境やクライエントの状態に合わせて，最も適したセッションのみを選んで使うこともできる。

　それぞれのセッションでは，そのステージでの動きにとって最も重要な 1 つまたは複数の変化のプロセスの達成を目指している。前半の 14 セッションは，変化の前期の 3 つのステージにあるクライエント向けのもので，動機を強化して変化を促進するために作った。3 つのステージとは，(1) 問題があることに気づいておらず，変化への動機づけもない無関心期，(2) 変化しようかと考えている関心期，(3) 変化について準備しつつある準備期である。後半の 15 セッションは，行動することに重点を置いて，変化のプロセスの後半にあるクライエントのために作成した。彼らは，(1) 行動変化の準備ができているか，(2) 実際に自ら行動を変えつつあるか，(3) すでに達成した変化を積極的に維持しようとしている。これら後半のセッションは，前半と比べれば旧来のスキル形成と再発予防対策を多く用いているが，前半と同じく，準備から行動そして長期の行動維持（A/M：action-maintenance）への動きの中で，その時点で最も重要な変化のプロセスの達成を目指している。

　このマニュアルは，3 つの主要なパートからなる。第 1 部では，TTM についてさらに詳細に説明し，グループセッションでも使えるよ

うな，変化のプロセスを喚起するための個人向けのテクニックを復習する。また，介入の開始と遂行の詳細を述べ，どのステージのセッションにも共通するセッションの基本的な組み立てについても紹介する。第2部と第3部では，セッションごとの指導法について説明する。第2部では，変化のプロセスの前期のクライエント（無関心期，関心期，準備期）のセッションについて述べ（P/C/Pセッション），第3部では後期の変化のステージのクライエント（実行期，維持期）のセッションについて述べる（A/Mセッション）。それぞれのセッションについて，理論的で中身のある目標を示し，必要なもののリストを載せ，一つ一つのステージごとに作業が一目でわかるような表を作り，セッションの目標達成に向けて作業をいかに進めるかを説明している。また，それぞれのセッションについて，そのままコピーしてクライエントに渡すことのできる教材を添付した。第3章ではセッションの組み立て方について，さらに詳しく述べた。このマニュアルを，さまざまな必要に合わせて，臨機応変にご活用いただくことを願う。

第1部

変化の援助方法

第1章 どのように人は変わるのか：トランスセオリティカルモデル

　行動の変化は一度に起こるものではない。それには時間とエネルギーが必要である。変化に時間と努力を費やすだけの価値があるかどうかを，はかりにかけているときに，すでに心の中で前期の変化のプロセスが本格的に始まっている。変化が必要だと気づいていない人にも，変化のプロセスが始まる。そういう人は，たいていの場合に問題があっても無視するか，大したことはないと考える。それでも問題がもはや無視できなくなると，やっとどうしたらよいかと考えるようになる。もし，問題が長引いていよいよ重大になってくると，変化するためのきちんとした計画を立てるようになる。その人の精神力と体力と社会的な力が結集されると，問題に立ち向かい始め，変化のための行動を起こし始める。そこで成功すると，その人は新しい状態を維持しようと努める。踏み外して問題行動に戻ってしまう人もいるが，そういう人も過去の試みから学び，たいていは次の機会にはより簡単に変化することができる。

TTMの概要

　トランスセオリティカルモデル（TTM）は，前述のとおり生き方を変えることのできる方法を示している。TTMは，多様な環境で成功したさまざまな変化に共通の多くの特徴を見出したプロチャスカとディクレメンテ[48]の研究に基づいている。彼らは，変化プロセスが明確に区分できる5つのステージを通っていくことを見出した。

無関心期：問題を意識していない
関心期：問題に気づいて，行動を起こそうかどうかと考えている
準備期：間もなく行動を起こそうと，具体的計画を立てている
実行期：変化のための行動を起こしている
維持期：変化を維持する取り組みをしている

プロチャスカとディクレメンテ[48]はまた，ひとつのステージから次のステージに進むのに必要な変化のための10種類のプロセスを特定した。いわば，変化の原動力といえるものだ。これらは，2つのグループに分けられる。ひとつは，経験プロセスであり，内面の思考プロセスと自らの状況をどのように見るかという点が中心になる。こうしたプロセスは，変化の前期に重要である。2つ目は，行動プロセスであり，行動と態度を重視したもので，変化の後期で特に重要になる。このようなプロセスのすべてが，変化の次の段階へと進展し続けるために不可欠な要素であり，人が「ちょうど良いときに，適切なことをする」うえでも重要である。

10の変化プロセスを簡単に述べると以下のようになる。

経験プロセス

1. 認識を深める：クライエントは自分自身について知り，問題行動の本質を学ぶ。例えばクライエントは，それまで物質使用の弊害を知らずに使用してきた可能性があり，物質とその作用について学べば，よく知ったうえでの判断ができるようになる。
2. 劇的な解放：その問題に関連する画期的な出来事で，ほとんどは情緒的な経験をする。外部からの刺激により，または内面から目覚めることによって，クライエントが変化する動機を得ることが多い。
3. 自己の再評価：現在の行動が自分の価値観や人生の目標といかに矛盾しているかに気づくこと。このプロセスを用いて，クライエントは

思慮深くかつ感情の面でも行動の再評価を行う。そして，前向きの変化を成し遂げれば自分はどんな人になれるのかを思い浮かべる。
4. 環境の再評価：その行動が他者や周囲に及ぼす影響を知ること。クライエントは，物質の使用が自己にとって有害であるのみならず，（生活をともにする人々や自分がかかわっている社会環境などの）周囲にとっても有害であることを認識することによって，しばしば動機づけられる。
5. 社会的解放：社会環境の中で，行動変化を促進するほかの選択肢があることに気づいたり，そういう選択肢を作り出すこと。このプロセスは，行動を変化させ，その変化を維持するために環境の中の資源を利用することでもある（このプロセスは，経験的プロセスに分類されることが多いが，後のステージでもクライエントが変化を維持する助けとなる。このあとの「プロセスが次のステージへの前進を助ける仕組み」の項参照）。

行動プロセス

1. 刺激の抑制：問題行動に陥る傾向を減らすために，きっかけを避けたり変えたりする。アルコールや薬物を特定の環境（例えば，飲食店で酒が格安になる時間帯など）と結びつけているクライエントでは，こうした「引き金」となる状況を避けることで物質使用に陥りにくくなる。
2. 抗条件づけ：不健康な行動を健康な行動に置き換えること。クライエントが誘惑のきっかけを変えたり避けたりすることが難しい場合に有効な戦略は，きっかけに対する反応を変えることである。例えば，物質を乱用する代わりに健康的な行動を選ぶことである（緊張する場面で休息をとるなど）。
3. 強化子の管理：行動の前向きな変化によって得られる報酬。実際に何かを取得することと，単にアルコールや薬物の使用を思いとどまる

ことができた結果，良い影響がもたらされる場合が含まれる。物質乱用を改めようと行動することで何らかの報酬を得ると，同様の変化を続けようとする傾向がある。
4. 自己解放：自分が変化できるという信念と，その信念に基づいてしっかりと言動を一致させること。クライエントは，物質使用に関連した変化の目標に向かって決意を示して，このプロセスを実行していることを明らかにする。
5. 援助関係：変化を試みている人を支持し，温かく世話し，受け入れる人間関係。物質を乱用したことのあるクライエントは，しばしば排除されていると感じたり孤独を感じたりしている。援助関係を導入することによって，支援するシステムがあることや，物質使用のことを打ち明けても孤立しないことを実感する。

ちょうど良いときに適切なことを行う

　変化に向けたプロセスの動きの多いステージもあれば，動きの少ないステージもある。それぞれのプロセスは，特定のステージで特に有効で，ほかの時期には効果が薄いという点を重視すべきである[47]。また，連続した複数のステージで使えるプロセスも多く，いろいろなステージで繰り返して何回か使えるプロセスもある。**表 1.1** は，どのステージでどのプロセスが適しているかを示している。

　変化のための個々のプロセスの中には，特定のステージで最大の効果を示すものがあるという研究結果がある。本書で紹介する介入のセッションでは，クライエントが変化の次のステージに進む際に，特定のプロセスを用いることを勧めている。プロセスを用いる効果が最大になる時期の順番を基にして，該当するセッションの順番を決めたともいえる。例えば，前期のステージでは経験プロセス（認識を深める，自己の再評価など）が重用され，後期では行動プロセス（刺激の抑制，自己解

表1.1 ちょうど良いときに適切なプロセスを導入しよう：先の段階に進むのを助けるプロセス

変化の ステージ	無関心期から関心期へ	関心期から準備期へ	準備期から実行期へ	実行期から維持期へ	維持期にとどまる
最も関連の深い変化のプロセス	認識を深める 劇的な解放 自己の再評価 環境の再評価 判断のバランス	自己の再評価 環境の再評価 判断のバランス 自己効力感 社会的解放	自己効力感 自己解放 刺激の抑制 抗条件づけ 援助関係	自己効力感 自己解放 刺激の抑制 抗条件づけ 強化子の管理 援助関係	自己効力感 自己解放 刺激の抑制 抗条件づけ 強化子の管理 援助関係 社会的解放

放など）に重点が移る。

　経験プロセスはクライエントの「判断のバランス」[27]と関係している。判断のバランスとは，特定の行動の効果と害を，どのように当人が，はかりにかけるかということであり，現実的にその行動の良い点と悪い点を全部まとめたうえで総合的に評価することである。変化のステージを経るにつれて，この判断のバランスが動くということが明らかにされている。

普通，人は薬物乱用のような問題行動を好んで，肯定してしまっている無関心期と関心期では，行動を変えようという動機はほとんどない。実行期や維持期になるまでには，クライエントの判断のバランスが移動し，ほとんどの場合にその行動を否定的に見るようになるので[63]，行動を改めるために具体的に何かをするようになる。例えば，無関心期には当人が何の問題も感じていないので，まずその問題に気づかせて，それを話題にできるようにすることから始めなければならない。つまり，認識を深める必要がある。深刻な問題に気づくようになると，クライエントの「判断のバランス」は変化しようと考える方向に動く。その時点で「苦労して変化する価値があるか？」を判断する。先のステージに進むにつれて，問題行動の悪い点はさらに明らかになり，クライエントはますます多くの行動プロセスを実行するようになる。

人は長い間あるひとつのステージにとどまることがある。最終的に維持期にたどり着くまでに，前のいくつかのステージをぐるぐる回って繰り返すこともある。実行期にたどり着いても変化を達成できずに，関心期などの前期の段階に戻る人もいる。それでも，そういう人がやり直す場合には，初回よりは良い準備ができているので，成功率はいくらか高くなる。

最終的に変化を達成するには，「変わることができる」というクライエントの自信を育てることが大きな鍵になる。この「自己効力感」はバンデューラ（1977）の社会学習理論に基づく概念で，どのくらいうまく行動変化できるかという自分自身の感覚である。TTMにおいてクライエントの自己効力感を評価するには，問題行動にされている行動をしたいと思う気持ちと，そういう衝動に駆られても思いとどまれる自信を審査する。アルコール乱用およびアルコール依存のクライエントについての複数の研究で，行動変化のステージに近づくほど，前期のステージのクライエントよりも飲酒への誘惑が低く，思いとどまる自信が高いことが示されている[16]。危険な状況にある人について，飲みたいという誘

惑のレベルと思いとどまれる自信のレベルを比較すれば，3年後に飲酒しているかどうかを予測する有効な指標になることが，プロジェクトMATCHというアルコール問題の治療法の適合を確かめる大規模な研究で確認された。その研究で，衝動よりも自信のレベルのほうが高い人が，3年後の追跡調査のときに飲酒している割合が大幅に小さいという傾向が見られた[52]。P/C/P セッション 11 に誘惑と自信の自己診断テストを載せた。これを使って，クライエント自身が，比較的簡単に手ごろなレベルで必要に応じて到達度の評価をすることができる。

表1.1は，それぞれのステージにおける変化のプロセス，判断のバランス，自己効力感の関係を示す。前述したとおり，要素によっては複数のステージに繰り返しかかわったり，隣接したステージにかかわり続けたりする。このあと，この章でこれらのTTMの構成要素をより詳細に，相乗効果などについて述べていくことにする。

変化のプロセスの次のステージに進む

ここで「変化のステージ」とは，変化の全体の中での各時点を示す。ステージごとに，変化を成し遂げる過程での個人の特定の状態を表している。それぞれのステージは明確に定義されており，そのステージの出現を前もって予測できる。ある期間出現し，ある認識や行動と結びついている。前述のとおり無関心期，関心期，準備期，実行期，維持期という，5つの明確に区別できるステージがある。この章では，これらのステージとそれぞれに関連の深いプロセスについて述べる。さらに，ひとつ先のステージに進むためのプロセスの導入に道を開く技法についても説明する。

無関心期

無関心期は，変化のプロセスにおける最も初期のステージである。無

関心期の人は，問題行動に気づいていないので，行動を変えることを嫌がるかやる気を持てない。彼らは，問題行動についての見解を変えるような機会を避け，その行動に関して防御的である。この段階では，問題行動の良くない点が良い点より重大だとは思っていない。近い将来に変えなければならないとも考えない。このステージの典型的な例は，家庭生活や仕事に影響が及んでいる可能性があるにもかかわらず，過度の飲酒を続け，飲酒が問題だとは考えない人である。変化に向けての一連の動きに移るためには，無関心期の人は問題があるという事実を受け入れ，問題行動の弊害についてより多く気づく必要がある。このステージの人々の鍵となる変化プロセスは，認識を深める，劇的な解放，自己の再評価，環境の再評価，判断のバランスを変えることである。本書に記載したこれらのプロセスを導入するきっかけを作る技法は，心理教育（P/C/Pセッション1，3，4），再認識（P/C/Pセッション5，6），タイムラインフォローバックの使用（P/C/Pセッション2）である。

関心期

関心期では，自分が問題を抱えているという事実を受け入れ，その解決について真剣に考え始める。関心期の人は，何とかして自分の問題を理解し，その原因を見極め，可能な解決方法を考え出そうとしている。

それでも，関心期の人はまだ実際にしっかりと行動するにはほど遠いだろう。例えば，治療のためのセミナーなどについてたくさんの情報を集めたとしても，参加申し込みに踏み切れない。それが関心期によくある特徴である。どうなりたいのか，さらにどうすればそうなれるのかについておそらく知っているのだが，しっかりした行動に移す準備が足りない。

関心期の人たちは実行期に進むことが多いが，関心期のままで何年も過ごすこともある。本書の最初のほうで紹介するセッションは，関心期の人たちが今の問題行動をしてしまう理由や背景を自分で分析して，変

化させるほうに「バランスを傾ける」ように支援するために考案した。このステージに適切な変化のプロセスは，自己の再評価，環境の再評価，社会的解放，判断のバランス，自己効力感などである。これらのプロセスを導入するためには，価値観の明確化（P/C/P セッション 7），意思決定（P/C/P セッション 8），再認識（P/C/P セッション 9），役割の明確化（P/C/P セッション 10）などの技法が必要となろう。

準備期

準備期では，人は近い将来に変化する準備をしている。彼らは今にも行動に移そうとしている。この段階の人は，以前に変化しようと試みて失敗したことがあるかもしれない。しかし，そのような場合でも，過去の変化の試みから価値ある教訓を学んでいることが多い。このステージの人は，ちゃんとうまくいくような方法を開拓する必要がある。そして，自分で選んだ行動の選択肢のとおりにやり通すと決意を固める必要がある。このステージで最も適切な変化のプロセスは自己効力感，自己解放，刺激の抑制，抗条件づけ，援助関係である。そのようなプロセスを導入する技法は，目標設定（P/C/P セッション 13），枠組みづくり（A/M セッション 12），問題解決（P/C/P セッション 11，12）である。

実行期

実行期とは，外面的に最も目立った変化を見せる時期である。喫煙をやめたり，家に甘い物を一切置かなくなったり，一滴残らずビールを捨てたり，治療プログラムに参加したりする。つまり，準備してきた計画を実行に移すのだ。

実行期は，動きが最も顕著な時期で，最大の時間とエネルギーを要する。実行期における変化は，他の時期の変化より見えやすいので，周囲に認められることが多い。ここで危険なのは，専門家を含む多くの人々が，目に見える行動を変化そのものと誤って同一視することだ。そのた

めに当面の行動で成功できるように準備することや，一層難しい「行動に移った後で，その変化した状態を持続させる努力」が同様に大切なことを軽視してしまう。このステージで前進するのを援助する鍵となるプロセスは，自己効力感，自己解放，刺激の抑制，抗条件づけ，強化子の管理，援助関係である。これらのプロセスを導入するのに役立つ技法は，環境の再構築（A/Mセッション2），リラクゼーション（A/Mセッション3），強化（A/Mセッション4，5，7），ロールプレイ（A/Mセッション6），認知の再構成（A/Mセッション8，9，10），再発予防計画（A/Mセッション11）である。

維持期

維持期は，変化のプロセスの最終ステージである。行動変化を維持することは難しい。維持期では，人は実行期に得たものを温存しようと努力し，再発を何とか防ごうとする。変化のプロセスは実行期では終わらない。伝統的な治療では，維持期とは非活発な期間と見なすが，TTMでは，維持期は短くても6カ月，長ければ生きているあいだずっと続く決定的に重要な期間とみなす。持続するという強い決断がなければ，確実に再発する。実行期が6カ月ほど続いたとしても，変化が確定したとはいえない場合が多い。まして，まわり中に問題行動の引き金になるきっかけが満ちていると極めて危ない。問題が完全に解決したと思った矢先に，飲酒をやめていた人が再発するというケースを誰でも見聞きしている。成し遂げた変化を維持するために，活発で知的な方法を実践し続けるように，維持期の人々を支援することが大切である。この段階の人の鍵となる変化のプロセスは，自己効力感の強化，自己解放，刺激の抑制，抗条件づけ，強化子の管理，援助関係，社会的解放である。これらのプロセスを導入する技法は，社会での適応力とコミュニケーションスキルの強化（A/Mセッション13），ニーズの明確化（A/Mセッション14）である。

TTMでは，変化のステージを動く過程で再発は起こりうるし，起こりがちだと認識している。成功するまでには，何度もいろいろなステージをぐるぐる回ることが多い。そういうわけで，踏み外しを単に失敗ととらえるのではなく，一歩後退と考えるべきである。多くの人々は関心期から実行期，維持期へと進んでいくが，再発する人もいる。再発すると前期のステージに後戻りして，それから次のステージに再び進み始める。再発の後の再出発では，成功率は初回よりは高い。過去の行動に対する新しい処方を学び取っている場合が多く，過去のいくつかの成功を足がかりにできる。ここで，クライエントに対する支援のポイントは，しくじりを敗北ではなく一時的な踏み外しとみなすようにすることと，行動変化に成功してそれを維持するまでには，何度も前のステージを繰り返す人が多いということを理解してもらうことである。

プロセスが次のステージへの前進を助ける仕組み

プロチャスカ，ノークロス，ディクレメンテは"Changing for Good"[50]（邦訳『チェンジング・フォー・グッド ステージ変容理論で上手に行動を変える』法研，2005）において，「あなたの考え方，感じ方，行動の修正をしようとあなたが始める活動が，変化のプロセスである」（25頁）と書いている。あらゆる治療ですべてのプロセスを使うわけではないが，プロセスを使った介入が変化を生む。同様に，自力で変化するときも，これらのプロセスを使っている。

「認識を深める」と「自己の再評価」をはじめとした前期のステージのプロセスが，問題行動に気づかせることにつながる。行動について深く考えれば，変化するかどうかについて知的に決断できるようになるので，このような目覚めが不可欠だ。治療を始める際には，たいてい問題の行動についての認識を高める働きかけが行われるが，そこまでで介入を終了させることが多い。当人が問題行動に気づくようになったとき

に，その行動のプラスの面とマイナスの面を熟考することが重要であることが，変化のプロセスの使用についての研究で明らかになった。例えば，物質使用について「良いこと」と「あまり良くないこと」を詳しく見ていくことによって，どうして自分が薬物を使ってしまうのかという理由を理解しつつ，行動を変えたらどうなるかというイメージを膨らませることができる。その際に，自己再評価のプロセスを併用すれば，クライエントは問題行動がどれほど人生に影響を与えてしまっているかを知り，社会的解放のプロセスを併用すれば，健康な生活態度に移ることを社会がどれほど支援しているかを理解し始める。このとき，自分の本当の人生観と問題行動が相容れないことに気づき，その行動を改めれば人生が違ったものになると考え始める。環境再評価プロセスを併用すれば，自分の行動が周囲にどれほどの影響を与えてきたのかに気づき始める。このように，前期のステージのプロセスは互いに関連しており，プロセスの効果が合わさることによって，変化の次のステージに進む重要な支えとなる。

　変化のプロセスの中でも，社会的解放は前期の諸ステージで最も重要なものとされてきたが，後期の諸ステージでも重要になってくる。関心期で，社会が問題行動に代わる行動を提案していることに気づき始めるのが（禁煙の場所があったり，飲酒運転禁止のための指名運転手制度があったり），社会的解放というプロセスが役割を果たす場面である。実行期や維持期では，人は自分が達成した変化を温存するために社会的な環境を変えようと努める（例えば，禁酒団体の訓練への参加や就労訓練を受けること）。後期で社会的解放プロセスは，自分は変わることができると信じ始めたクライエントがしっかりとした生活態度をとるよう力づけ，自信を深めさせる。

　前期のステージではプロセスごとの区別がつきやすいが，後期のステージでは3つのプロセス，すなわち「刺激の抑制」「抗条件づけ」「強化子の管理」は，ひとまとめになって機能することが多い。この時期に

介入するには，これら3つのプロセスの関連を理解すべきである。

　刺激の抑制，抗条件づけ，強化子の管理の変化プロセスは，行動が環境によって大きく左右されると見なす2つの主要な心理学的学習理論に基づいている。心理学の授業の初期に学ぶパブロフとスキナーによるこれらの理論をご記憶であろう。イワン・パブロフによる第一の理論は，以前に環境で発生したきっかけがいかに行動への強い引き金になるかを説いた。パブロフは，多くの行動が「条件づけ」に関連していることを発見した。無関係なきっかけ（例えば，ベル）でもある反応（例えば，唾液が出る）の自動的な引き金になりうるのである。彼は犬にベルを聞かせて唾液を出させるように条件づけてこの原理を示した。彼は初めに食べ物とベルを結びつけ，それから食べ物を除去したのである。これと同様な条件づけが人にも見られる。薬物やアルコール乱用者の話を聞くと，使用や渇望に密接に結びつく多くの経験，人，場所などを挙げる。それらに出くわすと，使用の引き金になってしまう。

　刺激の抑制と抗条件づけのプロセスは，パブロフの理論に基づいている。刺激の抑制とは，きっかけとなる環境を変える試みである。薬物やアルコールの使用の引き金になるような人や場所や活動を避けることは，このプロセスの良い例である。二番目の抗条件づけとは，刺激への反応を変えるようにすることである。例えば，不安や葛藤はしばしばアルコールや他の薬物の使用のきっかけになる。そのような気分に対するより健康な反応として，例えばリラックスするための体操をするのもよいであろう。これが，抗条件づけの変化プロセスの代表例である。

　B. F. スキナー（1982）が発展させた心理学の理論では，原因と結果の結びつきが行動に影響を与えるとされている。スキナーは，強化された行動はさらに頻繁に繰り返されることを詳述している。物質使用に関しては，使用したときの快感と使わないときの不快感の両方が使用を続ける強化子として作用する。行動と結果のこのような結びつきに直接焦点を当てる変化のプロセスが「強化子の管理」である。このプロセス

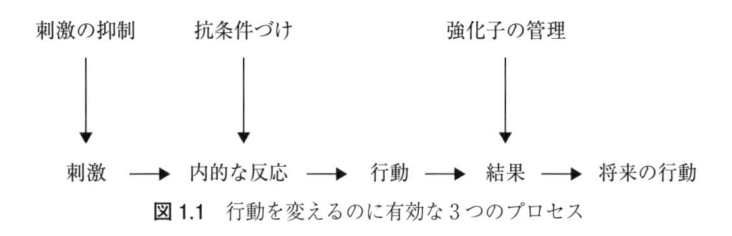

```
刺激の抑制        抗条件づけ              強化子の管理
   ↓               ↓                      ↓
  刺激  →  内的な反応  →  行動  →  結果  →  将来の行動
```
図1.1 行動を変えるのに有効な3つのプロセス

は，薬物使用または立ち直りのどちらかに影響しうる強化子を変えようとする。薬物を乱用した人たちが薬物を使わないようになったことを祝う会を設定することは，自己強化の例である。アルコール依存症の人たちの自助グループであるアルコホーリクス・アノニマス（AA）の「ソブラエティーチップ」やバースデーは，そのほかの断酒を支援する強化子を見つけてあげることと同様に，環境の中で強化子として作用する人々や活動の良い例である。さらに，行動を変えることによってもたらされた良い結果は，それ自体がその行動と当人を強化子として支えていく。例えば，きっぱりとした態度をとることによって良い結果がもたらされることを経験すれば，その成功によってスキルが強化されるため，その後も断固とした態度をとることができやすくなる。

　基礎レベルでは，物質を使用する行動を変えるためには，行動を引き起こす誘惑因子と強化子を変えなければならない。図1.1にそれに関連するプロセスがどのように作用するかを示した。

　使用への誘惑の刺激を変化させたり，代えたりできるときもある（例えば，酒場を避けたり，家から薬物を除いたりする）。しかし，誘惑の種類によっては（他の人の言動など）避けたり代えたりできにくいかもしれない。このような場合には，誘惑そのものを制御するよりは，クライエントが刺激に対する反応を変える（変化のための「抗条件づけ」プロセスの使用）ほうが効果的であろう。このように，クライエントは（思考や感情のような）きっかけへの内的な反応を変えるか，刺激に対して反射的に心が動きそうになったら問題行動に代わる行動をとるとい

う方法で,「抗条件づけ」プロセスを使う。

　図1.1に示したとおり,強化子を管理するというプロセスは,その前後の行動に結びつくという点にご注目いただきたい。前述のとおり,新しい行動による良い結果そのものが,その行動を推奨する強化子になり,その行動を将来にわたってとり続けることに結びつく。行動を変えることのできたクライエントは,ＡＡの記念品や友人の励ましのメモのような報酬を受けることもできる。これらの強化子も好ましい行動が将来繰り返される可能性を増す。

　これらの3つのプロセス（刺激の抑制,抗条件づけ,強化子の管理）は別々に定義され,それぞれ特定の介入技法を用いるが,実際の介入では複数のプロセスを同時に用いることが多い。例えば,ＡＡの会合に参加することは,「刺激の抑制」プロセスとして機能して飲み友達に近づかない作用が期待できるし,ＡＡのスポンサーや仲間からの励ましという強化子を得るので,「強化子の管理」プロセスの導入でもある。このように,本書で紹介する後期用のセッションの中には,ひとつのプロセスに限って行うものもあり,多くのプロセスに結びついた活動の例もある。

　最後の2つの行動プロセス,「自己解放」と「援助関係」は,しっかりと変化に向けて動き出すことと,変化するのに必要な支援を活用することに深くかかわる。しっかり言動を一致させることと,サポートネットワークの支えが,後半のステージを通して成功を維持する方向を示すためには不可欠である。

プロセスと技法の違い

　変化のプロセスとそのプロセスを促進する技法の間には,重要な区別がある。ひとつのプロセスに対して,何十何百もの技法がある。本書の第一の目的は,読者の方々がある変化の段階に最も適したプロセスをい

くつか発見して，クライエントにそれらのプロセスを使うことを勧めるために使える技法を理解できるようにすることである。プロチャスカ，ノークロス，ディクレメンテ[50]が示唆したように，変化のステージにピッタリ合ったプロセスを用いることが変化への鍵である。ある人がどのステージにあるかがわかれば，さまざまな技法を用いて次のステージに進むのに必要なプロセスを始めることができる。

ニーズに合わせて本書を使いこなすために

　TTMの変化のプロセスは，そのような介入を推進するもので，その方向性と枠組みを示しているが，それらの順序と関連する技法は，固定的なものではない。高度の臨床経験を積まれた方には，治療のどのようなステージや時期においても，その集団または個人に最適のセッションをお選びいただけるだろう。変化のプロセスをすべてよくご理解いただければ，本書に書かれていない技法の中からも，その流れに合う技法を思いついていただけることだろう。本書は，変化を支援される方々のために，特定のプロセスまたは複数のプロセスに対応する技法および作業の例を記載した。すでにお使いになられているものも多数含まれるかと思うが，プロセスの導入に有効な技法の載った参考資料を，巻末のリストに載せたのでお役立ていただきたい。

第2章 変化を支援する要領

　本書の29のセッションは，それぞれ変化のためのひとつまたは複数のプロセスに焦点を当てている。その中のアクティビティは，該当する変化のプロセスを強化するためのものである。治療を担当される方のために，取りかかろうとしているプロセスの導入に弾みをつけるようなセッションの技法の使い方を示した。しかし，料理の本のように書いてあるとおりにするためのものではない。いうまでもなく，クライエントの変化したいという動機が増すような，包括的なカウンセリングの基本に沿って進めるべきである。

動機への働きかけ

　動機は，人が物質使用を変えようと決定するのに大切な役割を果たす。これから紹介するモデルでは，動機は個人の性格や習性ではなく，影響を与えられうるものとみなされている。実際，クライエントの動機を高めることが，担当医の最大の任務とされる。前述したように，ミラーとロルニック[40]は「動機づけ面接法（MI）」と呼ばれる介入法を開発した。MIは変化のさまざまな段階で使うことができる。ますます多くのデータによってMIの効果が確認されてきている[40, 45, 52]。
　このマニュアルではMIそのものを使いはしないものの，セッションの内容がMIの形式で行われることにより，効果はさらに高まるであろう。そこで，本書を使用される臨床家はMIのワークショップに参加さ

れるようお勧めする。ミラーとロルニックの共著による"Motivational Interviewing: Preparing People to Change Addictive Behavior"[40]（邦訳『動機づけ面接法』星和書店，2007）も特にお勧めする。ほかに参考になる資料として，Mid-Atlantic Addiction Technology Transfer Center が出版したマニュアルの"Motivational Groups for Community Substance Abuse Programs"[26]（コミュニティにおける物質乱用プログラムのためのモチベーショナルグループ）がある。この章でも，MI というカウンセリングの形態の概要を紹介し，変化のためのプロセスへのクライエントの参加を促すために，MI がどのように役立つのかを手短にまとめてみた。

クライエントには，自分で責任を持って変化する精神的な能力があると見なすのが，動機づけ面接（MI）の前提である。カウンセラーの任務は，クライエントの変化への動機と熱意を強めるために状況を整えることである。

動機づけ面接の原則

ミラーとロルニックは，MI に取りかかるために大切な5つの原則とコツについて述べている。

共感を表現する

MI では，カウンセラーは積極的にクライエントの話を聞いて状況と気持ちを少しでもよく理解しようとする。評価や批判をしたり責めたりしてはならない。変化の前期のステージでは，クライエントは物質使用をやめる準備もできていないし意思もないということをカウンセラーは理解している。このようなとき，まず大切なのは変化を促す言葉ではなく，治療のための信頼関係を築きクライエントを支えることである。

矛盾を痛感させる

MIの目標のひとつは，現在も続いている今までの行動と将来の目標との矛盾にクライエントが気づき，それを重大だと認識するように導くことである。これは，物質使用を続けた場合に，その後どのようなことになるのかを詳しく考えるようになれば可能で，変化したら得することと，このままの状態を続けたら損することを直視するというのが通常の方法である。こうして，なんとかクライエントが自分から変化の方向で話をするようになって，変化の必要性を認識し始めることを期待しよう。

立証を避ける

MIは，クライエントを「アルコール症」「薬物依存」などと決めつけるようなことをしない。この点が，物質使用のほかの治療方法とは違う。抵抗を感じたときは，カウンセラーは手を変えたほうがよい。このことは，うまく動機を引き出すために大切な原則である。自分の努力を支持されないと感じたり，自分のやり方について弁護しなければという固い態度を取っているあいだは，変化する意欲がわかない場合が多い。

抵抗とともに歩む

抵抗された場合には，抵抗と立ち向かうのではなく抵抗を表現させることが大切になる。クライエントの質問や心配事についてカウンセラーが熟慮すれば，クライエントが可能な代替案について真剣に考えることにつながりうる。心配事を打ち明けても押さえつけられなかったクライエントは，本当の気持ちを思い切って口に出すようになり，自分で可能な答えを考えることができるようになる。

自己効力感を支持する

　多様な方法で変化できるというクライエントの自信を，カウンセラーが支持することができる。ひとつの方法は，クライエントがすでに達成したプラスの変化の例を提示することであり，もうひとつは自分が責任を持って主導することの重要性を強調することである。そうすれば，クライエントは援助者からの強い支持と理解し合えるというつながりを感じるはずであり，さらに自己効力感を強めることになる。

変化のプロセスを促進させるために動機づけ面接を行う

　変化の諸ステージの説明でわかるとおり，変化への準備や動機が十分ではないクライエントが多い。もし，本当に変化の準備ができているなら，変化の技能を伸ばす方法や行動面の課題を今すぐ始めるのがよいであろう。今までは，教えたり講義したりするだけでクライエントを変化させようとする方法が，あまりに頻繁に用いられた。行動に移ることのできるステージのクライエントに対しては多様な技法を使いこなせる治療担当者が，無関心期または関心期のクライエントをどうしたらよいのかわからないということが多かった。
　しかし当然のことながら，無関心期などクライエントがまだ自分の問題行動を変えようと思っていないステージなら，担当医は脅迫的ではない方法で，変化する必要性があることに対する気づきを高めることから始める必要がある。つまり，MI の目標は人々に変化する準備をさせることであって，無理やり変化させることではない。このような動機への働きかけは，変化することに躊躇する人々を支えて，前期の変化のためのプロセスの導入を促進する。これは，積極的傾聴と優しくフィードバックする技法を使って達成される。
　このマニュアルのそれぞれのセッションは，プロセスの効果的な使用

を促進するために必要な技法を紹介しているが，これらの技法は動機づけスタイルを用いることで最大の効果を発揮する。例えば，単に情報を与えても認識を高めることにつながるとは限らない。クライエントは，尊重され対決的でなく共感的に彼らのニーズに合わせて情報が伝えられるとき，情報を聞き吸収しようとする。そのようにすれば，クライエントは前期のステージから，変化に対する自分の準備のレベルに合わせた方法でさまざまな適したプロセスを使いこなす方向に進み，それに慣れていくことができる。

さらに，MI が後期のステージでもプロセスを使いやすくする効果があるという点も重要である。後期では焦点が少し異なり，担当医が変化への動機を構築することに専念する必要はなくなるが，クライエントの自己効力感を増し，変化への積極性を強めるために役に立つという点で，動機づけ面接という形式は引き続き有効である。例えば，抗条件づけにおいてはカウンセラーが物質使用の代わりとなる行動を勧めるよりも，クライエントが自身の状況やニーズに合った代替行動を探すことを奨励する。そうすれば，クライエントは長期間にわたって継続できるような自分にちょうど良い計画を練る。

抵抗されてしまうことの多い伝統的な治療方法とは異なり，動機づけアプローチは抵抗を減らし，クライエントを変化へと動機づけることを目標とする。この方法では，クライエントが自分自身のことを気にかけるようにカウンセラーが誘導する。カウンセラーではなくクライエントが変化する理由を口に出すとき，クライエントの内なる動機は熟し，変化に向けた準備が進む。クライエントの揺らぎや迷いを明らかにして整理し，変化に対する準備具合に合った介入を用意することが，MI の主な機能である。

まとめると，MI はクライエントの動機づけを促すので，変化の前期のステージでのクライエントとの共同作業に効果のあるカウンセリング方法である。しかし，後期のセッションにおいても重要な方法である。

後期のステージでは行動に重点が移るが，共感と気づかいを持った方法で進めればクライエントの調子が上がる。また，MIによって実行期と維持期に重要な自己効力感と達成感が強化される。

それでは，ミラーとロルニックの原理を明らかにして，次にMIに特有の戦略を紹介する。これらはTTMの枠組みに見事に当てはまる。これらの要素をできるだけグループセッションに組み込むようにした。ひとつの例が，フィードバックの提供である。クライエントに個人的なフィードバックを提供することは集団の中ではできることでないが，前期のクライエント（P/C/P セッション3, 4）には自記式のAUDIT（Alcohol Use Disorders Identification Test）と薬物使用調査票による評定をしている。

同じような技法は後期のセッションでも使われる。それはAASE（Alcohol Abstinence Self-Efficacy Scale）[15]での誘惑と自信の項目である（P/C/P セッション11）。クライエントのプライバシーを守りつつ彼らが自分の状態について情報を受け取れるようにするために，グループのファシリテーターはそれぞれのスコアの意味を説明する。

前期の動機づけを中心にしたアプローチ（P/C/P セッション1-14）から，後期では行動そのものまたは行動を基本にしたもの（A/M セッション1-15）へとセッションの重点が移っていく。後期のステージに進んだクライエントに対して，動機づけ技法を使うのをやめないことや，伝統的な認知行動アプローチや再発予防アプローチに動機づけアプローチのスタイルをうまく組み込んでいくことの大切さを心にとめていただきたい。

動機づけの戦略

動機づけアプローチは非対立的で，共感と尊重および自己動機づけの力を信じることで成り立っている。以下の戦略はミラーとロルニック[40]

によって具体化されたもので，この介入のどのセッションにおいても共感的で動機づけを重視した形式を維持する助けになるものである。

1. 自由回答型の質問で尋ねる

「はい」か「いいえ」で簡単に答えられないような質問をする。アンビバレントなクライエントには，問題の肯定的側面と否定的側面の両方を尋ねるようにする。

2. 応答しながら聴く

反射的傾聴（reflective listening）とは，クライエントの発言の真意を理性的に想像し，その察したことを言葉にして伝えることである。「たぶんこの人の言いたいのはこれだ」と想定しても，必ずしも当たっているとは限らないという点を忘れずに，発言と感情の両方について対話をしながら理解しよう。

3. 肯定する

クライエントの変化への努力を肯定的に評価し，支持し，ほめながら確かなものへと補強する。このような強化は自己効力感を増大させ，クライエントが変化へと動き続ける可能性を高める。

4. 要約する

ときおり要約をすることによって話し合った具体例をまとめ，注意深く聞いていたことを示し，クライエントの前進を助けると同時に，とりわけ問題の周辺にあるアンビバレンスを検討するのに非常に役に立つ。セッションの終わりに，明らかになったことについてすっきりと大まかなまとめをすることは役立つ。

これらのセッションで使われる技法の多くは皆さんがよくご存知のもので，物質乱用の治療だけに使うものではない。しかし，クライエント

の変化のステージに適合するようにあつらえて最適の技法を用いて，動機づけ法で行うことによってこの介入が真価を発揮する。

技法の概要

このマニュアルの各セッションでは，クライエントが変化のプロセスの次のステージに進みやすくなるように，伝統的な心理療法のいくつかの技法を利用している。これらの技法は，心理学のいくつかの理論体系に基づいており，これまでさまざまな状況で使われてきたものである。ただし，このマニュアルの特長は，変化のステージに合わせてツールをそろえたうえで戦略を使うことである。治療過程の地点に適したプロセスを使いやすくする技法を用いてグループの活動を進めれば，クライエントがプロセスに熱心に取り組む可能性が増大する。

表2.1に，変化のプロセスとそれぞれのセッションのテーマに利用されるさまざまな技法の関係を整理した。ここで，それぞれの技法を簡単に説明し，これまでに見られた使用効果の例をいくつか添える。

心理教育

臨床家は多様な方法でクライエントに情報を提供するが，心理教育（関連した心理学分野の情報を教える教授方法）は有効である。心理教育は，多くの状況の中でも効果のあるツールと認められてきた[30,31]。このマニュアルで，この技法は物質使用が動機づけの状況に与えうる影響について説明することによって，「認識を深める」「刺激の抑制」「社会的解放」の変化のプロセスを強化する。

価値の明確化

この技法の目標は，クライエントに自分の価値体系を整理させて，どういうことが人生の中で大切と思うのかを特定してもらうことである。

表 2.1 プロセスの動きを強めるために使われる技法

変化のプロセス	セッションの話題	技法
認識を深める	毎日の習慣 心理的影響 懸念の表明	評価　フィードバック 心理教育 再認識
自己の再評価	使用に対する期待 価値	再認識 価値感の明確化
*判断のバランス	良い面と悪い面を天秤にかける決心	意思決定
環境の再評価	関係 役割	再認識 役割の明確化
*自己効力感	自信と誘惑 問題解決	問題解決
自己の解放	目標 行動計画 スリップの後の再スタート	目標設定 再発予防の計画 枠組みづくり
刺激の抑制	誘因	心理教育 環境の再構築
抗条件づけ	ストレス きっぱりした態度 拒否するスキル 思考のマネジメント	リラクゼーションイメージ アサーション ロールプレイ 認知の再構成
強化子の管理	報酬を与える	強化 認知の再構成
援助関係	社会的サポート	ソーシャルスキルを高める コミュニケーションスキル
社会的解放	ニーズと資源を特定する	ニーズの明確化 心理教育

*判断のバランスと自己効力感は変化のプロセスではなく，変化のステージモデルの重要な構成要素である．

そうすることで，多くのクライエントは物質使用は自分の価値と矛盾していることを認識し，物質使用を変えることを考え始める．これは物質

を使用している人たちにとって効果的なツールであると以前から認められてきた[20]。この介入では，価値を明確にする技法が「自己の再評価」の変化プロセスを強めるために使われる。要するに，この介入でクライエントに求められるのは，自分の価値観を明らかにすることと，物質使用がその価値といかに矛盾するかを注意深く見ることである。

問題解決

アルコールや薬物を乱用するクライエントは，問題解決の技術に乏しい場合が多い。ある状況の全体像を論理的かつ理性的に考えられるように，またブレインストーミングなどによって代替策を考え出すことができるように，さらに最適の解決策を選択できるようにクライエントの能力を高めることによって，物質使用ばかりではなく日常の諸問題の解決にも役立つような，生きるために大切な能力を担当医はクライエントに提供する。教育やビジネスやカウンセリングの場面で使われる問題解決の一般的な指針についての資料は数多い。モンティ，エイブラムス，カッデン，クーニー[42]は，特に物質乱用のクライエントに合わせた指針を提供している。この問題解決技法は，本書の治療過程では自己効力感を高める介入で使われる。

目標設定

問題解決の技法についても当てはまるが，多くのクライエントは，実効性のある目標を設定しその達成に向かって少しずつ進んでいくことができない。この技法は，現実的な目標と達成できない目標の違いを教え，クライエント自身が物質に関連した目標を設定できるよう支援するために組み立てた。ミラー[36〜38]は，物質乱用者が適切な目標設定を増やしていくことの重要性を繰り返し強調しており，他の臨床家も同様のことを述べている[22, 35, 66]。本書の介入方法では，目標設定の技法は物質に関連した目標を，自分で設定して約束どおりに実現していくように

クライエントを奨励することで，自己解放の変化のプロセスを促進するように使用されている。

再発予防の計画

アルコールやほかの薬物を使用しているクライエントとともにやっていくうえでは，再使用したくなったときの正しい行動を自分で書き留めて，欲求がわいたらどうするのかを前もって決めておくように導くことが大切である。このような計画が再使用の予防に効果的であるとする研究結果がある。再発予防に関しては，マーラットとゴードンの"Relapse Prevention"[33]の文献を参照されたい。本書では，再発予防の計画はクライエント自身が「行動」計画を立てるよう援助するために使われ，変化しようと決意しつつあるクライエントを勇気づけ，自己解放の変化のプロセスを強めていくものとなる。

リラクゼーションの技法

クライエントは，しばしば不安やその他の嫌な感情からのがれるために薬物を使用している。リラクゼーションテクニックは，物質使用の引き金となるような緊張の高まる場面に直面したときにクライエントの気持ちを静めるのに役に立つ。ストレスを減らすコツとイメージ法を駆使して，身体と心を系統的にリラックスさせる方法をクライエントに教えることが目標になる。ストレスを減らし，リラックスさせるのに有効なたくさんの本がある（例えば，ベンソン[4]；カバットジン[28]）。このマニュアルで教えているリラクゼーション技法は，不安を落ち着きや気づきに置き換えることによって，「抗条件づけ」プロセスを強化していくものである。

アサーショントレーニング（きっぱりした態度をとる訓練）

アルコールや他の薬物乱用と立ち向かっているクライエントは，他者

からそれを勧められたり提供されたりすると誘惑されやすい。アサーショントレーニングは、使用をそそのかされた際にきっぱりと断るのに必要な技術を提供する。この技法は、きっぱりとした身振りと発言で真意を相手に納得させる方法をクライエントに教える。ボトビンとウィルズ[7]は、社会的自己主張技術が物質乱用行動に大きな効果を示したことを報告している。このマニュアルでのアサーショントレーニングは、誘惑的な状況で物質使用の代わりになる健康な反応をクライエントに提示することによって、「抗条件づけ」プロセスを促進する。

ロールプレイ（寸劇）

実際に状況が起きる前に、「演じる」ことによって同様の状況下でどのように感じ、行動し、反応するのかを参加者が予見できるようにファシリテーターが援助する。ロールプレイは、クライエントが今までにはできなかったような話し方や行動を事前練習する非常に強力で有益なものと考えられている。ロールバッハ、グラハム、ハンセン、フレイ[54]は、治療過程でロールプレイに参加した人は、参加しなかった人より、スキル計測値が高くアルコールを断る自己効力感が強かったと報告した。ロールプレイでは、誘惑的な状況で物質使用の代わりとなる行動を提示して、「抗条件づけ」の変化プロセスを強化するような言動を実地訓練する。

認知的技法

多くの物質乱用者にとって、アルコールその他の薬物に関する思考パターンを変えることは大切なことである。この介入では、認知の再構成、再認識、枠組みづくりなどのいくつかの認知的技法を使う。認知の再構成とは、クライエントに物質を使う方向に考えが傾く仕組みを認識することを教え、さらにその考えを薬物やアルコールを避けるような健康的な考えへと置き換える方法を説明する。再認識は、クライエントが

これまで気づかなかった関係性や刺激，見方などに気づいてもらえるように学習させることである。最後に，枠組みづくりの技法はクライエントに状況をより健康で現実的にとらえる方法を教えることからなる。特に，物質乱用のクライエントに対しては認知的技法の効果が実際に認められたという膨大な報告がある[10, 29]。認知的技法は，変化のプロセスの前半の経験的なプロセスと後半の行動を中心としたプロセスの両方の多くで大切である。クライエントに不適切な認知や不正確な見方を変えるようなツールを提供することによって，認識を深める，自己の再評価，環境の再評価，自己解放，抗条件づけ，強化子の管理などのいくつかの変化のプロセスが促進される。

環境の再構成

この技法の目標は，アルコールや他の薬物の使用に誘惑される状況を避けるか，または状況そのものを改造することをクライエントに勧めることである。毎日の生活の状況を大きく変えると，クライエントが物質使用を避ける可能性は増していく。この技法は，誘惑となる状況を変えたり避けたりできるようにクライエントに手を差し伸べ，「引き金」を見たり触ったりしにくくすることによって，「刺激の抑制」プロセスを促進する。

役割の明確化

この技法は，会社の内部の摩擦を発散させることを含めて，組織内での人間関係への対応のために組織心理学で頻繁に使われる。これは物質乱用者にも役に立つものである。彼らが果たしているたくさんの役割（父であること，息子であること，協力者であること，教会の信者であることなど）をクライエントに再確認させ，彼らの物質使用がそれらの役割に与えてきた影響を把握させることが目標である。この技法は，自分の物質使用が自分が役目を負っている環境にどのくらい影響を与えて

きたかを認識するようにクライエントを援助することで,「環境の再評価」という変化のプロセスを促進する。

強化

最も実証的に研究された技法のひとつが強化であろう。この B. F. スキナーによる理論は,行動によって報酬を得たときにそれが再び起こる可能性が増えるというものである。多くの臨床家が物質乱用者とのかかわりで強化を利用してきた（例えば,ヒギンズ[23];ヒギンズとシルバーマン[24];ビゲロー,ブルーナー,シルバーマン[6]）。これは「強化子の管理」という変化プロセスの中で用いられる代表的な技法である。

ソーシャルスキルとコミュニケーションスキルの強化

物質乱用者は,毎日の生活で必要な技能に困難をきたしていることが多いが,中でも社交的にうまく振る舞うこと（ソーシャルスキル）とコミュニケーション能力の双方に問題を抱えていることが多い。他者の行動や考えを大らかに大切に受け止めつつ効果的にコミュニケーションする方法を教えることは,クライエントにとても役に立つことである。モンティとオレアリー[43]は,アルコールとコカインの依存者に対する介入で対処法とソーシャルスキルの訓練を導入するよう提唱している。

彼らの著書である "Treating Alcohol Dependence"[42]（アルコール依存の治療）は,いくつかのソーシャルスキルの訓練を紹介しつつ対処技術の理論と研究について論じている。本書では,ソーシャル／コミュニケーションスキルトレーニングは,クライエントに対する支援の輪を広げることにつながるようなスキルを提供することによって,「援助関係」の変化プロセスを促進する。

ニーズの明確化

物質乱用に振り回されてしまったあおりで,多くのクライエントは自

分が生きていくうえで大切な領域を大事にすることを怠ってきた。ニーズの明確化という訓練は，生活のさまざまな領域を点検して，改善できる領域を特定するように援助するために作られた。この技法は，変化を維持し生活の多様な領域を改善していくために活用できる資源をクライエントが見つけるのを支援することによって，「社会的解放」という変化のプロセスを促進する。

アセスメントとフィードバック

　定義によればアセスメントは治療技法ではないが，アセスメントとフィードバックは自分の物質使用の程度を現実的に直視する機会を提供する。アセスメントの手法の中でも，タイムライン・フォローバック（TLFB）はとても優れている。TLFBは，リンダとマークソベル[57]によってつくられたもので，その目標はクライエントが自分の薬物使用の程度と全体像を直視できるように支援することである。アセスメントを実施する中で，臨床家がある一定期間のアルコールや薬物使用について話すようにクライエントに促す。1日，1カ月，1年というそれぞれのあいだのさまざまな時点の自分たちの物質使用を詳細に述べることで，クライエントは考えていたよりも多くを使っていたことに気づくことが多い。また，一番使いたくなるときについても特定できることがある（例えば，近所の飲み屋で酒が安い「ハッピーアワー」の時間や特定の休暇期間など）。この技法は，クライエントが物質を使用していた程度を認識するように支援することで，「認識を深める」の変化プロセスを促進する。

　まとめると，クライエントが納得したうえで変化のプロセスに取り組むことによって，変化の各ステージを次々と先に進んで行けるようにするために，本書では長年使用されて実証された多くの治療の技法を駆使して支援する。

第3章 実際の治療の概観：介入の準備と実践

この治療の概要

　序文でも述べたとおり，このマニュアルでは順を追って実施するセッションを，前半14，後半15の2つに分けた。前半（P/C/P セッション 1-14）は，変化の前期（無関心期，関心期，準備期）にある人たちに向けて作られたもので，後半（A/M セッション 1-15）は，変化の後期（実行期，維持期）にある人たちを対象に作られたものである。このマニュアル作成において，集団療法の実施を望む施設が多いため，集団療法を選択した。治療を続けているグループのニーズに応え，できるだけ多様な機関のニーズに合わせて本書が応用されることを願う。個別の治療を丁寧に調整して用意しようという場合にも，担当医は容易に本書の個別のセッションを用いることができる。担当医は，ある集団または個人のニーズに合わせた治療過程を丁寧に組み立てるために，ひとつのセッションだけを利用することもできる。クライエントのようすや，その場の状況によっては，順序を変えたり，セッションの数を増減することもできる。例えば，担当するグループの大半の人たちがリラクゼーションの技術についてよく知っている場合には，リラクゼーションのセッションは要点を指摘するだけにとどめて，次のテーマに進んでよい。場合によっては，そのように飛ばしたセッションの要点をきちんと行う別のセッションに組み入れて進める必要もあろう。

初回の面接では，クライエントはどの段階にいるのかについて評価を受け，それに適したグループに入るように案内される。物質使用の減少を目指す場合もあるが，ほとんどの場合の目標は完全な断薬である。

　クライエントは，変化のステージを前に進んだり後戻りしたりするので，それに合わせて別のグループに移されることがある。先のステージに進まないクライエントは，セッションを何回か繰り返したり，さらには個別治療に変える必要があったりする。初診の日程を終えて所属グループを決めた後も，担当者は常にクライエントの進歩の状況を評価し，ほかのグループに移すべきかどうか，移すとすればそのタイミングについて，決定しなければならない。

　複数のグループを作るのに十分な人数の新しいクライエントが常に入り続けるような状況では，同時に並行して2つのグループ（前半組と後半組）を作るのが得策である。ひとつは変化の前期（P/C/P）のためのもので，もうひとつのグループは変化の後期（A/M）の人々を受け入れる。これらのグループは，いつでも新入メンバーを受け入れ，内容は繰り返され続けるというオープン形式にすることができる。最初（変化の前半）のグループのクライエントが，準備ができていると判断されたらすぐに上に移るという方法がある。

　ほかに，初診時のステージを見てクライエントの所属グループを指定して，治療ステージの全体を通じて同じグループで続けてもらう方法がある。これは，閉鎖された集団のほうが望ましいと思われるような状況に適している。グループはクローズド（グループ活動を始めた後は新人を入れない）のほうが望ましいと思われるが，本書はオープンでもクローズドでもお使いいただける。

どのような人が治療を担当すべきか

　この治療は，心理的な問題を深く探求することを目指すわけではない

が，訓練と技術は必要とする。最大の効果を求めるならば，資格を持ったカウンセラー，心理士，ソーシャルワーカー（修士かそれ以上），資格を持った薬物依存カウンセラー，またはそのような専門家の指導を受けながら長年にわたって実際の治療を行ってきた人にご担当いただきたい。集団で進める場合には，必ず集団を率いるトレーニングを受けた人が担当すべきである。

このマニュアルを集団あるいは個人で使用する場合に，トランスセオリティカルモデル（TTM）に熟達していることも望ましい。最近出版された "Treating Alcohol and Drug Problems: Working within the Stages of Change Model"[12]（アルコール薬物問題の治療—変化のステージモデル適用）は，このモデルの内容が詳細に記されており，個人や特定の住民集団への対応を含むグループへの治療計画にこのモデルを用いる場合に参考にできる優れた情報源である。また，TTMについては多数の記事や論文を参照できる。本書の巻末にも参考文献をいくつか挙げた。『チェンジング・フォー・グッド ステージ変容理論で上手に行動を変える』（前掲19頁）は，諸ステージとプロセスがどのようにかかわって効果が上がるのかについて詳しく述べている。TTMに関するセミナーやワークショップへの参加もお勧めしたい。前述したように，動機づけ面接（MI）のトレーニングも行われている。さらに，ミラーとロルニックによる "Motivational Interviewing: Preparing People to Change Addictive Behavior"[40]（邦訳『動機づけ面接法』星和書店，2007）はファシリテーターには特にお勧めの著書である。しかし，本を読むだけではトレーニングのワークショップへの参加の代わりにはならない。

この治療を用いるのに適した場面

この介入は，さまざまな状況で役立つように作られており，柔軟性が高いため幅広いクライエントの層で有効である。入院治療プログラム，

入所の治療施設，外来治療プログラム，福祉事務所，精神保健福祉センター，青少年センター，大学，保護施設，犯罪歴のある者の教育プログラム，刑事事件の司法に関連する場面などで適用が可能であろう。

グループの大きさ，セッションの頻度とセッションの長さ

　グループの進め方に関する文献の多くは，最も効率の良いグループの大きさを8～12人と推奨している。われわれの経験もこれに一致している。目標は，クライエントが変化のステージを先に進めるように支援することであるから，新しい考えや行動や感情の動きの新鮮さを維持するために，セッションは頻繁に行う必要がある。週に2回のセッションをお勧めしたいが，ファシリテーターが担当グループを観察して最適な頻度を考えるべきである。週に3回の会合が最も良い場合もあるし，毎週1回集まるのがメンバーの負担を考えると精一杯という場合もあろう。時間が問題であるなら，最もクライエントに有益であると考えるセッションだけを選ぶこともできる。セッションは，1時間以内で施行できるように考案されている。しかし，大きなグループでは，90分とったほうがよい場合もあろう。

初回の評価と参加グループの決定方法

　クライエントが変化のどのステージにいるかを評価し見極める方法はいくつかある。クライエントにどのステージのどのグループに参加してもらうかを決めるために考慮すべき項目も多い。まず，変化のステージを判断するために使える3つの方法を概説する。「レディネスの尺度」「臨床面接」「URICA（University of Rhode Island Change Assessment Scale；ロードアイランド大学による質問票）」の3つである。最適の評価方法を見出していただけることを強く願いつつ，ご参考までに実施方

法の基本をご紹介する。

評価の方法

1. レディネスの尺度（図3.1参照）は，どのステージにいるのかをすばやく簡単に提示する。担当者がクライエントに尺度を見せ，単純に「現在，ご自身で飲酒や薬物使用を変えるにあたって，どれくらい準備ができているかということを判断していただくとすれば，この線のどのあたりになりますか？」と尋ねるものである。質問にあたって，「変える」というのが何をどう変えることを指すのか（断酒か節酒かなど）を明らかにすることが肝心である。このツールは最も簡単に使える。ところで，尺度のどこを指しても審判を下されるようなことがないということと，最適な治療計画を作成するのがこの方法を使う唯一の目的であるということをクライエントに最低限理解していただきたい（この尺度を用いる場合には，治療過程が懲罰的な方針に基づいたものではないことと，クライエントが「変化の準備ができていない」と自己判断しても罰せられないことを理解しておくことが重要である）。

　図3.1はクライエントの断酒へのレディネスを評価するために用いられた尺度の一例である。どの尺度でも，どんな行動に関する調査であるかを明示する必要がある。例えば，同じクライエントがある時点では飲酒をやめることを目指し，別の時点ではコカイン使用をやめることを目指しているかもしれない。こうした場合には，それぞれの行動について別々のレディネスの尺度に記入すべきである。

　また，目標が禁酒ではなく飲酒を減らすことである場合のように，完全に断つこと以外を目標とする際には，クライエントに目標を明確に知らせる必要がある。例えば，われわれが行っているある研究で，クライエントの目標を国立アルコール乱用・依存症研究所（NIAAA）で定義されている「危険なレベル」を下回る飲酒量にすることとして

次の質問へのあなた自身の答えとして，一番近いところに線を引いて印を付けなさい。
あなたは今，飲酒について変える準備がどれくらいできていますか？

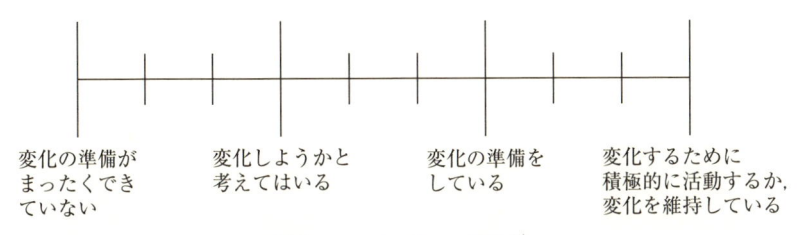

変化の準備が　　　変化しようかと　　　変化の準備を　　　変化するために
まったくでき　　　考えてはいる　　　　している　　　　　積極的に活動するか，
ていない　　　　　　　　　　　　　　　　　　　　　　　　変化を維持している

図3.1 レディネスの尺度[62]

いる。ここでは，われわれは「危険なレベル」（女性では，1回の飲酒では4ドリンク，1週間では7ドリンク）を定義した。ケースによっては，尺度を記入する前にクライエントが飲酒に関する自分の目標を設定することもある。この尺度は，さまざまな行動に関して使えるように設計されている。これを有効に使うための鍵は，目標を明らかにすることである。

2. 臨床面接は，クライエントの変化のステージを確認するもうひとつの方法である。このような評価方法では，クライエントの変化のステージをいかに正確に理解するかが課題となる。どのようにすればセラピストは正確にステージを把握できるのであろうか。クライエントに物質使用とそれに関連した問題について話してもらえば，担当医はクライエントの変化へ向けた動機がどの程度かがわかる。例えば，無関心期にあるクライエントは「自分の飲酒で問題は起きていない。私の保護観察官が治療を受けるように言ったので来ただけです」と述べるであろう。無関心期のクライエントは物質使用について尋ねられると，身構えて正当化するであろう。関心期のクライエントは，変化することの良い点と悪い点を考えている。彼らは，物質使用について変わることができたら，生活がどのようになるかと考えをめぐらしているであろう。彼らは，問題そのものや変化の方法や難しさについて，

多くの情報を求めている。準備期のクライエントから話を聞けば，物質使用を変えようとしていることを察することができるだろうし，実行期にあるクライエントはすでに何らかの変化（短期間やめてみるとか，薬物やアルコールに接してしまう場所を避けるなど）を起こしているだろう。維持期のクライエントはすでに問題行動をやめ，変化を維持している。

　クライエントの変化へのレディネスについて注意深く丁寧に話を聞くことが，そのクライエントのステージを見つける最も簡単で効率的な方法である。しかし，多くの担当医が指摘するとおり，どんなクライエントについても，どんなステージにあっても，診断を誤ることがある。クライエントが正しい回答を求められているとか，医者に気に入られるような話をしなければいけないと感じるような状況では，クライエントは正確に自己評価をしてそれを表明することができない。短時間の印象，主観的でゆがんだ仮定，あるいは不十分な聴取がもとでクライエントを正確に評価できないことが多い。変化のステージを正確に特定するためには，担当者はクライエントに問題に関してどう考え何をしているかをオープンに話してもらって，傾聴しなければならない。こうして得た情報は，他の測定法と結びつけずに単独でも利用できる。また，（次に述べる）URICA やレディネスの尺度を用いて集められたデータの裏づけにもなる。

3.　URICA [34] は，クライエント本人が記入する質問票である。何種類かの書式があって書式によって質問の項目の数が異なり，12 から 32 までの項目からなる。それぞれの質問項目は 4 つの変化のステージに対応する。無関心期（PC），関心期（C），実行期（A），維持期（M）の 4 つで，準備期の尺度も作成されたが，URICA では独立因子としては用いられなくなった。URICA は，5 段階のリカート型尺度で，それぞれの項目にどれくらい賛成するか反対するかという度合いを参加者が判断して答える。それぞれのテーマについての平均点を計算

し，その数値を多様な方法で変化のステージを判断する指標として利用できる。複数の項目を組み合わせて回答の分布図を作り，個人の特徴を調べる試みもある（ディクレメンテとヒューズ，1991）。全部の項目の総合計を出して（C + A + M − PC），レディネスの総得点としてさまざまな点数と比較することもできる[17]。URICA は薬物乱用のクライエントの研究や評価に用いるには最良の方法である。採点と正常対象との比較が必要なため，統計の扱いに慣れたうえで使うべきである。臨床的な目的で変化のステージを判断すべきときには，この「評価の方法」の最初に挙げた「レディネスの尺度」を用いることを勧めたい。

注意すべきこと

ひとりのクライエントが異なった物質について違ったステージにある場合に，ステージの把握は難しい。例えば，メサドン乱用について維持期にあるクライエントがヘロインについては実行期にあり，マリファナやコカインといった他の薬物をやめることについてはいまだ前期ステージであるということも多い。また，コカインの使用をやめる決意は固いが，深刻な飲酒問題があるとは考えてはいないクライエントもいる。この場合，コカインについては準備期か実行期であるが，飲酒行動の変化については無関心期にある。最も重大な物質乱用について変化のステージを査定するだけでなく，ほかの物質乱用，その他の問題についてもステージを見極める必要がある。集団療法においては，クライエントが他の問題では異なったステージにあることも気にとめながら，まずクライエントの主たる薬物乱用問題の変化のステージに焦点を当てるようにしたい。

クライエントを集団に参加させるにあたって

　集団療法に参加させる予定のもとで変化のステージを見定めたあと，次の課題はいかに最も有効なグループを作り，クライエントをそのグループに参加させるかである。治療グループを作るときには，担当者は変化のステージ，乱用薬物の種類，その他の事柄（性別，年齢）が共通の集団を作ることもできるし，異質のメンバーで構成することもできる。本書で概説されたグループセッションは，変化のステージが同様なクライエントに向けたものである。ある変化のステージから次のステージに進めるために適したプロセスを使用するように，取り組むべき課題を設定した。こうした理由で，グループは無関心期や関心期といった前期のステージにあるもの，あるいは実行期や維持期といった後期にあるもの同士で構成するようお勧めする。担当者の判断によって，準備期のクライエントはどちらに入れても構わない。普通は，準備期のクライエントは無関心期，関心期，準備期（P/C/P）の中に入れることを勧めている。準備期にある人が，P/C/Pグループの経験プロセスに参加すれば，変化の理由を強めることが望める。この（P/C/P）後半のセッションは，クライエントが変化に成功できるような計画を練ることに役立つ。しかしながら，準備期のクライエントが，実行期と維持期のグループに入るほうが望ましい場合もある。その場合，他のメンバーを変化の努力の模範にしながら変化の計画を練ることができる。

　無関心期，関心期にあるクライエントをグループに参加させる場合には，特別の配慮が必要である。無関心期にあるクライエントは，法律上の命令や家族や雇用者からの圧力で参加している場合が多い。こうした外的な動機が第一の参加理由である限り，プロセスに身を入れて参加できないことがあることを気にとめておくことが大切である。しかしながら，前期のステージのグループがうまく受け入れるように巧みに進めら

れると変化への抵抗が小さくなり，クライエントが変化すべき理由を自覚するようになる。

　また，変化することをためらっている初診のクライエントに治療の過程の説明をする際にぜひ伝えなければならないのは，クライエントが自分の状況を深く考えて物質の使用について自分がどうしたいのかを考えるように支援するための治療プログラムであるという点である。誰も無理やり変えようとはしないということを保証しよう。情報の提供や助言は行うが，最終的にどうするかはクライエント自身にすべてがかかっている。グループのほかのメンバーは，変化へのレディネスという点で似たようなレベルであると伝えてもよい。このように歩み寄ることによって，関心期あるいは無関心期のクライエントが，このプログラムへの参加を承諾しやすくなるであろう。

セッションの形式

　使用上の便宜をはかって，本書のそれぞれのセッションは同様の書式で説明した。各セッションでは，次のような見出しを同じ順序で並べて，情報を提供している。

- 「変化プロセスの目標」：各セッションの最初に，そのセッションの第一の目標を述べる。その目標は，ほとんどプロセスと一致している。例えば，P/C/P セッション 1 の目標は，「認識を深める」プロセスである。判断のバランスや自己効力感を含めて，このプロセスは，クライエントが（P/C/P のグループのクライエントでは）準備期へ，あるいは（A/M のグループのクライエントでは）維持期へ進むのを後押しする。
- 「原理」：ここでは，セッションの目標の大切さと目標達成の方法を手短に説明する。例えば，P/C/P セッション 2 の原理は，変化の

前期のステージのクライエントは，どれくらいの量の物質をどれくらいの頻度で乱用しているかを認識していないと指摘している。そこで，このセッションでクライエントに典型的な1日の物質使用の説明をしてもらうことによって，クライエントの意識を高めることに役立つ。

- 「具体的な目標」：ここでは，そのセッションの内容の焦点（このセッションでクライエントに達成してほしいこと）を簡単に説明する。例えば，P/C/Pセッション2の目標は，クライエントが自身の物質使用の量，頻度，パターンを認識することである。

- 「用意するもの」：多くのセッションでは，クライエントにテキストや演習用紙の配布が必要になる。こうした書式は，すべてこの本のおのおののセッションの終わりに載せており，コピーをしてクライエントに配布してもよい。セッションの前にコピーをして，グループに持っていくことが必要であろう。ここでは，おのおののセッションの前にあらかじめ準備しておくものをお知らせする。

- 「セッションの概要」：ここで，そのセッションの主な活動を概観できる。

- 「実施にあたって」：ここでは，セッションの課題を実行する方法を具体的に，実際上のコツやアドバイスを含めて説明している。例えば，P/C/Pセッション2の「実施にあたって」では，クライエントが物質使用した典型的な1日を特定するのが難しい場合には，最近使った日のことをしっかり思い起こしてもらえばよいと述べている。グループの話し合いを活発にするのに役立つ質問も掲げられている。

- 「セッションの作業手順」：この部分では，担当者の任務を順を追って説明し，セッションの進め方を示す。セッションは，簡単に開会の確認を行って開始し（Step 1），そのあと主要なテーマが紹介される（Step 2）。その後の手順としては，テキストの配布，活動の

指導，グループ討議の指導が含まれる。そして，終了の確認と内容のまとめを行ってセッションは終わる。

グループを支援する最初の数回は，それぞれのセッションで「実施にあたって」の部分をぜひご参照いただきたい。具体的な支援の方法に慣れてくれば，「セッションの作業手順」で行うべき作業を確認し「実施にあたって」を必要に応じて参照しながら，セッションを進めることができる。

グループワークとは：再確認

グループ・カウンセリングを 100 回こなした担当者も，初めて担当する人も，グループの支援をする基本的な技法や指針を振り返ることは有用であろう。効果的なグループの運営は，広範な内容を含む。ここで，グループを担当するセラピストにとって最も注意すべき点を説明する。

グループの支援

グループでの作業に適用することをお勧めできるような，無理のない要件を実行できるようにすることが本書のねらいである。例えば，（密接に関連してはいるが）異なった変化のステージの人同士に同じグループに参加してもらうことによって，無理に変化するように圧力をかけられるようなこともなく他のメンバーの経験から何かを得て，順調にグループが機能し続ける可能性がある。

グループのファシリテーターとしてグループを助け，育てるのが担当者の責任である。動機づけアプローチを用いる際に留意すべきことは，実際に変化していくのはファシリテーターの責任ではなく，クライエントの責任だという点である。グループを支援する際に気にとめるべき3つの任務は，グループを新たに作ること，グループのあり方を決めるこ

と，そしてグループを維持することである。

　グループを新たに作るとき，（多くの場合）グループ全員にとって担当者が唯一の共通因子となるため，最初は何をやるにも担当者に指導や意見や反応を求めて頼ってくる。

　グループのあり方を決めるとき，担当者の経験と言動，それにグループのメンバーの期待によって，規範（グループの中での言動の規則）ができる。担当者が規範を作るのは，（望ましい行動やふさわしくない行動についての議論を主導するなど）直接的なやり方と，（言葉で言う方法と言語以外の方法があるが，例えばグループ全体に問いかけて担当者が答を述べるのを避けたり，受容，正直さ，裏表のなさといった態度の手本になるような態度をとったりするというような）間接的なやり方がある。グループの立ち上げ期に規範は出来上がり，後で変えることは容易ではないことを忘れてはならない[67]。理想的なグループは，一人ひとりの特徴を重んじながら，変化のプロセスが最大の効果を生みだすような規範を持っている。大切な規範の例を以下にいくつか示す。

- 良し悪しを判断することなく，人をありのままで受容する
- 自分のことを隠さず話す
- メンバー全員が参加する
- 秘密を守る（グループの外に内部での話を漏らさない）
- グループを大切にする
- グループの中でできる援助を明確にする
- 他人を尊重する（悪口や攻撃的な名指しでなく，建設的な批評を行う）
- 自分に向けられたメンバーからの意見や提案に進んで耳を傾ける

　上記のグループの規範はすべて治療の動機づけアプローチと一致し，このような規範ができていればグループの動機づけに向けた「やる気」

が高まる。

グループを維持するために担当者は世話役的な役割を果たし，グループを崩壊させかねないような問題を処理する。例えば，一部の者だけで排他的な小グループを作ったり，誰かを悪者にして何でも責任をなすりつけたり，だらだらして何も進まなかったり，落ちこぼれたり，会合中に危機が発生したり，外部にメンバーの秘密を漏らす者があったりという問題である。

グループの世話役としての技法

集団の支援をする技術について，役に立つ参考文献が2つ（ヤーロム[67]，バーチャー[5]）ある。ヤーロムに記載された集団療法にかかわりの深い原則には以下のようなものがある。

- 安全な環境の維持：クライエントが身体的にも安全であると感じ，情緒的にも安心してグループのメンバーに個人的なことを打ち明けることができるようにするのが，ファシリテーターの役割である。そのひとつの方法は，メンバーのあいだで秘密を守るように徹底することである。会合の場で話したことが外部には漏れないと信じていれば，クライエントは心を開き正直に話をするようになるであろう。安全な環境を維持するもうひとつの方法は，不適切なコメントや反応をしないように諭し，個人攻撃と建設的な批評との違いをグループのメンバーにしっかりと理解してもらうことである。前期の会合でこうした規範を確立し，適切な意見交換を実行して最後までその例にならって話し合いを進めるようにすることが重要である。
- 記録マネージャー：進行中の話し合いと以前の会合の関係を，たびたび明らかにすることが集団療法では役に立つ。クライエントは最近の陳述や行動が，他のメンバーの前のセッションのものと似ていることに気づいていないことが多いので，その共通点を明らかにす

ることは効果が大きい。そのうえで，グループのメンバーが互いに助け合うことができると強調し，変化の責任はファシリテーターではなくグループのメンバーそれぞれにあることを指摘しよう。
- クライエントが現状を保つよう援助する：アルコールその他の薬物を長年乱用してきた多くのクライエントは，現状や先のことが見えにくく，過去にとらわれてしまうことが多い。集団療法では，クライエントが過去の生活に戻ってしまわないように，現在の状況をしっかりと認識するよう互いに助け合う貴重な機会が得られる。以下の4つのことをクライエントが相互に指摘し合えるように促すことは，ファシリテーターの役割である。
 1. これがあなたの最近の言動の一例です。
 2. あなたの言動について，ほかの人はこんなふうに感じています。
 3. あなたの言動は，このように周りの人に影響を与えています。
 4. あなたの言動は，ご自分の考えにどう影響していますか。

個人療法でも同様であるが，動機づけアプローチを用いた集団療法で変化するのはクライエントであるということを忘れてはならない。集団とファシリテーターは，クライエント自身が変化するための素質と技術と自信を育てることのできるような，安全に支え合える環境を提供する。

まとめ

読者とそのクライエントに，本書で紹介するグループセッションが参考になり，動機づけの刺激になり，面白いと感じていただければと思う。嗜癖の分野の最新の研究と技術に基づいており，伝統的な治療方法とはまったく異なっているため最初は戸惑うかもしれない。この治療法

を導入したら，それまでに見たものとはどこか違う反応をクライエントが示すであろう。クライエントのありのままのレディネスをそのまま受け入れて変化に向けた作業を始めるので，従来の方法よりクライエントの抵抗が減り，進んで自分の力量と本来備わっている変化への意欲を使いこなす意欲を高めるであろう。担当者とクライエントが変化へ向けて先のステージに進んでいけるよう，幸運を祈る。

第 2 部

物質使用について変えようかと考える時期

無関心期・関心期・準備期
(Precontemplation–Contemplation–Preparation：P/C/P)

テキスト

P/C/P-1.1　変化のステージ　69
P/C/P-1.2　私はどこにいる？　70
P/C/P-2.1　人生の中のある1日　77
P/C/P-3.1　飲酒の害を調べるテスト（AUDIT）　84
P/C/P-3.2　AUDIT-スコアの意味　86
P/C/P-3.3　アルコールの影響　87
P/C/P-4.1　薬物使用調査票　95
P/C/P-4.2　薬物使用調査票の採点表　96
P/C/P-4.3　薬物の影響　97
P/C/P-5.1　物質を使用することに対する私の期待　105
P/C/P-6.1　心配していたのは誰でしたか？　112
P/C/P-7.1　人生で一番大切なこと　118
P/C/P-8.1　キャロラインにとっての飲酒の良い面・悪い面　127
P/C/P-8.2　アルコールや薬物を使うことの良い面・悪い面　128
P/C/P-9.1　私の対人関係　135
P/C/P-9.2　私の対人関係（記入例）　136
P/C/P-10.1　私はどんな帽子をかぶっているのか？　143
P/C/P-11.1　私が最も誘惑されるときは……　150
P/C/P-11.2　私が最も辛いときは……　151
P/C/P-12.1　問題解決の例題　157
P/C/P-12.2　対策を選ぶ：デイブの選択　158
P/C/P-13.1　目標設定と変化のための計画（例）　166
P/C/P-13.2　私の目標と変化のための計画　167
P/C/P-14.1　ふりかえり　174

P/C/P セッション 1　変化のステージ

変化プロセスの目標：認識を深める

原理

変化のステージというとらえ方によって，行動の変化を理解し実行しやすくするための包括的な概要を提示することができる。ここに挙げる一連のセッションは，自らの物質使用を変える検討をする準備ができていないようなクライエント，変えようかどうか迷っているクライエント，および変える準備に取りかかろうとしているクライエント向けのものである。変化のステージモデルを理解して，自分が今，プロセスのどのあたりにいるのかをクライエント自身が確認することは重要である。これが認識を深めるための第一歩である。

具体的な目標

クライエントは変化のステージモデルを学ぶ。
クライエントは自らの変化のステージを見定めるためのレベル分け演習を行う。

用意するもの

黒板またはフリップ（掲示用の解説図）
チョークあるいはマーカー
グループのメンバーおのおのに配布する以下のコピー
- 「変化のステージ」のテキスト（P/C/P-1.1）
- 「私はどこにいる？」のテキスト（P/C/P-1.2）

セッションの概要

　今までに経験した治療とはまったく違うような「動機づけアプローチ」を集団の中で使うつもりだと，クライエントに説明しよう。グループに入る人たちに動機づけという考え方を紹介する際に，相互の働きかけをメンバー同士で行う方法についても指導しよう。今までに集団療法を経験した人にとっても，それまでに経験したやり方とは違っているので，この相互作用のやり方に慣れるのに時間がかかるかもしれない。そのため，前期のセッションを進める途中で丁寧にもう一度説明する必要が生じるかもしれない。今回のセッションでグループの運営規則を作り，変化のステージモデルについて話し合う。担当者がおのおののステージのビネット（短い描写）を読み上げ，クライエントたちにどの描写がどのステージに当てはまるかを考えて答えてもらう。クライエントは，自分がどのステージにいるかを判断するための簡単な作業をする。

実施にあたって

　無関心期と関心期にあるクライエントの多くは，他者からの圧力でプログラムに参加することであろう。彼らが物質使用を変えるという考え

に抵抗を示す可能性があるということを忘れてはならない。クライエントは，いろんな方法で抵抗を示すであろう。あからさまに敵意を示すこともあるし，物質使用についての会話に参加することを拒むこともあるし，参加している振りをしながら心の中は停滞していたり苛立っていたりもする。この抵抗を拡散させる方法は，動機づけ戦略を用いながらともに緩やかに進むことである。一例として，「誰かに参加しなさいと言われたのでいらっしゃった方も多いかもしれませんが，いやいやながらというのもまったく普通のこと」というように受け入れ表明をして，ほとんどの人が同じように周囲の圧力で参加しているかもしれないことを説明し，似た状況にある他のメンバーと物質使用についての気持ちを理解し合う機会を持つことを約束する（ミラーとロルニック[40]に動機づけ面接法を用いて抵抗を扱う特別の戦略が書かれている）。変化のステージについて説明し，グループの他のメンバーも同じように変化の前期のステージにいることを知らせれば，クライエントの抵抗を減らす効果がある。

Step 1：セッションを開始し，動機づけ法を紹介する

まず，担当者が自己紹介をしてセッションを始める。クライエントが自分自身をよく知り変化したいかどうかを決断するのを助けるために，担当者がいることを伝える。担当者はクライエントを助ける知識と技術は持っているが，結局どんな変化をするにしても，最終的には彼ら自身で変わるのだと明言する。変化の責任はクライエントにあり，無理矢理変えさせようとするものではないということを伝える。

担当者はグループの「ファシリテーター（作業をしやすくするためのお世話係）」であるが，このプロセスを一緒に実行するうえで，クライエント一人ひとりが他のメンバーを助ける重要な役割を演じることを説明する。さらに，「このグループでは，動機づけ法を用いる。これはつまり対決を避け，お互いが支え合って相互に働きかけることによって変

化を促すものだ」と説明し，同様の態度でお互いに働きかけてほしいと伝える。グループのすべてのメンバーが取るべき態度は，共感（感情移入），受容および相違点の尊重である。ほかの薬物乱用に対する治療方法と異なり，この方法ではきっぱりと対決だけは避けるのだと強調しておく。

グループのメンバーおのおのに自己紹介をしてもらい，グループから得たいことをひとつずつ話してもらう。多くのクライエントにとってこれは新しい体験であるから，この方法をどう感じているのかを2, 3分話し合ってもらう。対決して脅すような方法よりも感情移入して支える方法のほうが，行動を変えることについては効果があるという研究結果について，担当者が説明するのもよい。

Step 2：グループのルールをつくる

グループのまとまりを保つための基本的なルールを作る必要があるという話を切り出す。以下のようなルールは，クライエントが気楽に進んで参加できる安全な環境を作り出すために役立つと実証されている。

- グループの中で，自分も他のメンバーも大切にする。
- 他の人が話をしているあいだは，できるだけじゃましたりしゃべったりしない。
- 自分をこきおろす自虐攻撃や，他人を名指しで悪者扱いするような批判はしない。
- 他のメンバーに対し，敬意を払いつつ良い面や悪い面の指摘を進んで行う。
- 攻撃的あるいは防御的な言葉や行動で反発することなく，他のメンバーからの指摘を進んで聞く。
- グループ内の秘密を守り，外部に漏らさない。
- ほかにもグループ独自のルールを作るようにグループを支援する。

Step 3：クライエントに変化のステージを紹介する

「変化のステージ」のテキスト（P/C/P-1.1）を配布する。黒板かフリップにステージの図を描き，クライエントにステージの説明をする（おのおののステージを説明するときに，参加者が今までに行動を変えることができた成功体験を思い出して，どのように変化のステージを移動していったかを振り返るように促す）。

- 無関心期：無関心期の人は，問題があるという自覚がないか，変化しようと考えたくないかのいずれかである。
- 関心期：関心期にある人は，変化の可能性について積極的に考えている。このステージの人は，いろいろな方法について比較検討しているのだが，現時点では行動を開始する準備ができていない。
- 準備期：準備期にある人は，行動を変え始める決意が固まり，それを言動に表したり，第一歩についての計画を立てたりする。
- 実行期：変化するために何か効果的で意味のある動きを起こしている人は，実行期にあると見なす。実行期にある人は，再発して問題行動に戻ることを防ぐために工夫をする。
- 維持期：維持期にある人は，成し遂げた変化を固定化して自分のライフスタイルに取り込む。

行動の変化を試みるとき，誰もがこれらのステージを通り過ぎることを説明する。しかしながら，変化に成功し維持するまでには，前のステージに戻ったり，変化のステージを何回か巡り直したりするのも普通のことである。そのような「スリップ」を失敗と考えないで，次に試みるときのための情報と経験を提供してくれる機会ととらえるべきだと説明しよう。

Step 4：自分がどのステージにいるかを判断する演習を行う

次に挙げるビネット（短い描写）を，一度にひとつだけ声を出して読む。おのおののシナリオの後，その描写がどの変化のステージにあるかを参加者に尋ねる。必要であればヒントを与え，黒板かフリップに描かれたステージの図表を参照する。クライエントには，配布済みの「変化のステージ」のテキスト（P/C/P-1.1）も参照できると説明する。

〈ステージのビネット〉

ジョセフは，ずっと体重を減らすことを考えている。昔はよく運動をしたのだが，このごろは運動を始めることができない。最近の何週間かで2～3日は，朝に腹筋運動をしたし自転車の空気入れは最近自分で手動で行った。また，彼はウエイトトレーニングをしている友達何人かに，その人たちの日常生活について様子を聞いた。運動をする計画を立ててみたが，今日の昼食後は計画どおりに運動することなく昼寝をしてしまった。（準備期）

ジェーンは皆がタバコをやめるようにしつこく言うのでうんざりしている。「放っといてくれたらいいのに」と彼女は言う。今年タバコの値段が上がり，日中仕事場でタバコが吸えなくなったうえに禁煙の圧力が強まって，もうたまらない。喫煙休憩のために外に出て，「タバコを吸えないあいだは仕事にならないわ。考えるためには，ずっと外に出ていなければいけないようにしておいて，あの人たちはいったい私にどうやってこの仕事を期限内に仕上げさせようというのかしら」と考える。（無関心期）

マーカスは自信家である。彼はこの2週間一滴も酒を飲まずに過ごしている。彼は，仕事仲間とちょっと遊びに出る場合も，今まで付き

合いのなかった酒を飲まない人たちと行動するようになった。そうしたら，彼の上司も違いに気づくほど仕事も向上した。数週間前に自宅のアルコールを全部捨てたときは，決心が続く自信はなかった。仕事帰りの「ハッピーアワー（値引きのある早い時間帯）」に酒場に立ち寄りたい誘惑にかられることもあるが，代わりに夕方には毎日公園でジョギングをしている。（実行期）

マリアは，「カフェインが赤ちゃんにとても有害だ」と書きたてた膨大な資料や記事が本当かどうか疑っている。彼女はずっと前から1日に5杯のコーヒーを飲み続けてきたが，これまでは何ともなかったようだ。しかし，妊娠してから眠れなくなったし，コーヒーを1杯でも飲むと腹を壊すようになった。病院で異常に小さな赤ちゃんを何人か見たが，医者はカフェインのせいだと言っていた。彼女は「たぶんコーヒーを少しは減らしたほうがいいのかも」と考えている。（関心期）

ポールにとって，2年以上コカインを使わないでいられたことはまったく意外だった。自分がボランティアをしている施設の子どもたちを見ていると，同じころの自分のことを思い出す。コカインにはまっていたのは，ごく最近のことであったような気がする。「やばくない」状態を保つのは大変だが，その努力をするだけの価値はある。「自分や他人にムカついて眠れないなんてことがなくなったし，これは悪くないね」と，最近ある人に話した。（維持期）

Step 5：クライエントの変化のステージを判断する

「私はどこにいる？」のテキスト（P/C/P-1.2）を配布する。テキストに書いてあるヒントを使いながら，いろいろな変化のステージを決め

る方法を例示する。最初は，ダイエットや運動などのあまり深刻でない行動について話題にしよう。同じ人がいろいろな行動で異なった変化のステージにいることがあると説明する。例えば，タバコをやめるのは関心期にあるが，体重を減らすのは実行期にある人もいるだろう。次にクライエントに，自分が優先して取り組むべき問題の乱用物質について考えるように指示する。ヒントを読ませ，その物質についてどのステージにいるのかを決めさせる。必要があればクライエントを手伝う。この演習に対するクライエントの反応を自由に出し合って，話し合いやすくするような支援をする。論争を避け，共感を示し，抵抗があっても穏やかに受け流し，クライエントの「変わることができる」という自信を支えるということを忘れないようにする。

討議を進めるためのヒントは以下のとおり。

- ご自分の変化のステージがわかりましたか。
- 別の行動については，違うステージにいる場合があるということが理解できましたか。
- ある変化のステージにいたのに，後でもっと前のステージに戻ってしまったという体験があれば，ここでみなさんにお話しいただけますか。
- すべてのステージを経験して，今は，成し遂げた変化を維持しているという体験があれば，ここでみなさんにお話しいただけますか。

Step 6：セッションを終了する

セッションの終わりが近づいたときには，グループのメンバーにセッションが終わる前に話し合ってほしいテーマがないかを確認する。セッションの最後には，その日のグループでの出来事をまとめる。何か見落としはないか，まとめに追加したいことはないかをメンバーに尋ねる。

このグループは，メンバーが変化のステージを先に進むことを助けるのが目的であることと，ファシリテーターは薬物やアルコールの問題に関して助言者として利用できるということを強調しておく。それでも変わるかどうか最終的に決めるのは各個人である。誰も無理やり何かをさせようとはしないし，変化の責任は彼ら自身にある。

セッションの作業手順

Step 1：セッションを開始する（約 10 分）
- 手短にグループに，担当者が自己紹介をする。
- 動機づけ法を紹介する。
- グループのメンバーに，自己紹介とこのグループで得たいものひとつを発表させる。

Step 2：グループのルールを決める（約 10 分間）
- 動機づけ法について，質問や意見を出しやすくなるような支援をする。
- メンバーがグループのルールを作るのを援助する。

Step 3：メンバーに変化のステージを紹介する（約 15 分）
- 「変化のステージ」のテキスト（P/C/P-1.1）を配布する。
- 黒板かフリップを使ってステージの図を示し，それぞれのステージについて説明する。
- すべての人がステージを回っていく（先に進んだり後戻りしたりを繰り返すこと多い）ことや，「スリップ」は失敗ではないことを強調する。

Step 4：自分の今のステージを判断するための演習を行う（約 10 分）

- 声を出して，ひとつのステージについての描写を読む。(「実施にあたって」を参照)
- 読み終わったあと，メンバーにそれぞれの描写がどのステージに当たるのかを考えてもらう。
- それぞれのシナリオについて討議するときには，黒板かフリップに描かれたステージの図表を参照する。

Step 5：クライエントの変化のステージを決める（約 20 分）
- 「私はどこにいる？」のテキスト（P/C/P-1.2）を配布する。
- あまり恐ろしくない問題行動を例に挙げて，ステージの決め方を示す。
- グループのメンバーが自分の変化のステージを決めるのを手伝う。
- 意見を出しやすくする工夫をして，この活動についてのグループの話し合いを進める。

Step 6：セッションを終了する（約 10 分）
- セッションのまとめをする。
- グループのメンバーにいくつか確認をして，終了する。

テキスト　P/C/P-1.1

変化のステージ

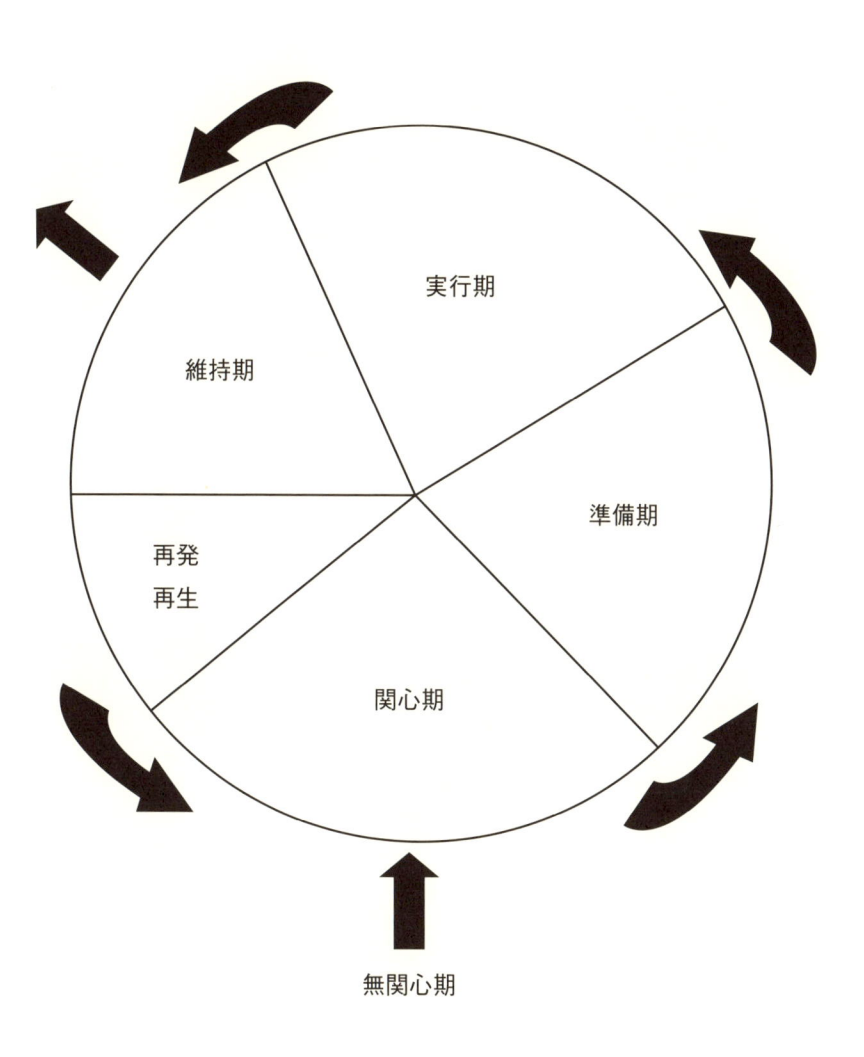

- 実行期
- 維持期
- 準備期
- 再発 再生
- 関心期
- 無関心期

テキスト P/C/P-1.2

私はどこにいる？

Precontemplation
- やめることを考えない
- 物事がうまくいっていると感じる
- 問題から目をそむける

Contemplation
- やめようと考える
- どのくらい人に迷惑をかけたか考える
- 少し変わろうと思う

Preparation
- やめるための計画を立てる
- やめることの利点を考える

Action
- やめる
- 誘因を避ける
- 誰かに助けを求める

Maintenance
- 長い間やめる
- 自分自身を受け入れる
- まだ使っている人たちを助ける

P/C/P セッション 2 人生の中のある１日

変化プロセスの目標：認識を深める

原理

　認識を深めるとは，自分自身と問題の本質についての知識を増やすことである（認識を深めるには，自分自身および問題の本質についての知識を増やすことが不可欠である）。このセッションでは，クライエントが自分のアルコールや薬物使用の量や頻度について把握する手助けをする。変化の早期のステージにいるクライエントは，どれだけの量をどれくらいの頻度で使用しているのかを正確に認識していないことが多い。クライエントにいつもの，あるいは「典型的な」１日について述べてもらうことによって，あまり追い詰めることなく，クライエント自身でこれらの情報を導き出すことができる。

具体的な目標

　クライエントに，自分のアルコールや薬物の使用の量と頻度をもっときちんと認識してもらう。
　クライエントに，自分のアルコールや薬物の使用のパターンをもっとよく知ってもらう。

用意するもの

グループのメンバーおのおのに配布する以下のコピー
- 「人生の中のある1日」のテキスト (P/C/P-2.1)

セッションの概要

　アルコールやその他の薬物を，どれくらいの量，どれくらいの頻度で使用しているかを，はっきりと把握するのは難しいこともあると，担当者から説明する。クライエントには，(P/C/P-2.1) の配布テキスト「人生の中のある1日」の質問に対する答えを書いてもらう。そのテキストには，1日を通しての物質使用の典型的なパターンを記述してもらう。その紙は回収しない。クライエントは，知ってほしくないことは隠したままでもよい。この演習を通して，自分自身の薬物やアルコールの使い方についてわかったこと，そして1年のうちでどんなときに（例えば，誕生日，休日，週末など）薬物やアルコールの使用がいつもの量より少なかったりするかについて，話し合ってもらう。

実施にあたって

　クライエントにとって，アルコールや薬物をどれくらいの量，どれくらいの頻度で使用しているかを認識するのが難しいということがよくある。ステファン・ロルニック博士ら[55]は，アルコールや薬物をまる1日の間にどのように使うのかを他の人に話すことによって，クライエント自身が新たな情報を得ることがあると示唆している。1日のさまざまな時間帯について，アルコールや薬物の使用の詳細を述べることによって，自分で思っているよりもたくさんの薬物を使っていることに気づく

ことが多い。これは，アルコールや薬物使用の量や頻度について追いつめられることなく，自分でもっとよく把握する方法である。それに続いて，クライエントに1年のうちのある特定の期間や，特別な行事のとき（例えば，誕生日や家族の集まり）にその内容はどのように違っているかについて考えてもらう。この技法は，リンダ博士とマーク・ソーベル博士が開発し，「タイムライン・フォローバック」という文書で1992年に発表された[57]。

Step 1, 2：セッションを開始し，トピックを紹介する

手短に，前回のセッションでやり残した問題や疑問が残っていないかどうか，前回のセッション以来どのように過ごしていたかなどを話してもらいながら，グループセッションを開始する。

その後，アルコールやその他の薬物を使用する人は，その使用量や頻度を認識していないことがあると説明する。さらに，使用する人にはその使用の典型的パターンがある場合が多く，例えば仕事をする日と週末には違ったパターンを持っていたりすると説明しよう。1週間のさまざまな日のアルコールや薬物の使い方について，数分間の時間を与えて，思い起こしてみるようクライエントに促す。

Step 3：アルコールや薬物を使う1日について述べる

「人生の中のある1日」のテキスト（P/C/P-2.1）を配り，指示を読み上げる。クライエントは，典型的な1日（最もありがちな，ごく普通の1日）のアルコールや薬物の使用について記述することによって，使用について多くのことを再認識することになる。テキストの質問項目は，1日のそれぞれの時間帯における自分のアルコールや薬物の使用について述べるよう求めている。最初の質問を声に出して読んでみよう。「まず，午前中のことから始めましょう。朝起きてからお昼ごろまでのアルコールや薬物の使用について書いてください」。何分か時間を与え

て考えてもらい，答えを書いてもらう。グループを見て回り必要な手助けをする。残りの2つの質問についても，同じような手順を繰り返す。クライエントがアルコールや薬物使用の「典型的な」1日を特定するのが難しければ，飲んだり使ったりした最近の1日について思い出すよう促してみる。

Step 4：今回の作業内容について話し合う

この演習を通してアルコールや薬物の使用についてわかったことについて，みんなで話し合ってもらう。「典型的な1日におけるアルコールや薬物の使用について考えてみましたが，それとは違う飲み方や使い方をしてしまうときについても振り返ってみましょう」などとヒントを与えて，話し合いを進みやすくしよう。以下のような質問によって，クライエントの思考を助けることができるだろう。

- 週末は，普段のアルコールや薬物の使用量よりも，多かったり少なかったりする傾向はありませんか。
- いつもよりもアルコールや薬物の使用量が多かったり少なかったりする何か特別な機会（誕生日や家族の集まりなどの）はありませんか。
- 毎月，普段のアルコールや薬物の使用量よりも多かったり少なかったりするような日や期間（休日や給料日など）はありませんか。

Step 5：セッションを終了する

質問や気になることが残っていないか参加者に確認しながら，今回行ったことを手短に振り返ってまとめ，セッションを終える。

セッションの作業手順

Step 1：セッションを開始し，参加確認などの導入をする（約 10 分）

Step 2：トピックを紹介する：「人生の中のある 1 日」（約 5 分）
- アルコールその他の薬物を使う人は，どれくらいの量をどれくらいの頻度で使用しているか認識していないことが多いと説明する。
- アルコールや薬物の使用には「パターン（どんなときにどれくらい使うか）」がありがちなことを指摘する。

Step 3：アルコールや薬物を使用する典型的な 1 日を述べる（約 20 分）
- 「人生の中のある 1 日」のテキスト（P/C/P-2.1）をグループのメンバーに配る。
- 指示を読み，説明する。
- テキストの最初の質問を読み上げる（「まず午前中のことから始めましょう。朝起きてからお昼ごろまでのアルコールや薬物の使用について書いてください」）。
- クライエントに何分間か考えてもらい，答えを書いてもらう。グループを回り，必要があれば援助をする。
- テキストの残りの 2 つの質問についても，同様の手順を繰り返す。

Step 4：今回の作業について話し合う（約 10 分）
- この演習を通してアルコールや薬物の使用の内容についてわかったことを発表して，ほかの参加者にも知らせるよう促す。
- アルコールや薬物の使用が典型的な使用パターンとは違っているような気がする時期（週末，記念日，休日，給料日など）について考えてもらい，グループの話し合いを進める援助をする。

Step 5：セッションを終了する（約5分）
- 参加者に終了確認。
- 今回の内容の要約。

テキスト P/C/P-2.1

人生の中のある1日

お酒や薬などのことを中心に，1日の様子を書いてください。お酒を飲んだり薬を使ったりするごく普通のいつもの1日について，思い出して書いてください。

・まず，午前中のことから始めましょう。朝起きてからお昼ごろまでのアルコールや薬物の使用について書いてください。

・それでは次に，お昼ごろから夕方の6時くらいまでのお酒や薬の使用について書いてください。

・では最後に，夕方6時くらいか夕食のころから，夜眠るまでについて書いてください。

P/C/P セッション 3 アルコールの身体への影響

変化プロセスの目標：認識を深める

原理

　認識を深めるためには，自分自身と問題行動の本質についての知識を増やさなければならない。このセッションでは，クライエントが自分のアルコール使用の程度および飲酒にかかわる諸問題について，はっきりと認識するように手助けをする。クライエントは「飲酒の害を調べるテスト：Alcohol Use Disorders Identification Test（AUDIT）」を自分で記入し点数をつけることによって，自分がどれくらい危険にさらされているかを学ぶ。このセッションでは，アルコールの体への影響と健康への作用について，クライエント向けの教育も行う。

具体的な目標

　クライエントは質問紙に回答し，アルコール使用の程度を判定する。
　クライエントはアルコールがさまざまな面から身体機能に害を与えることを学ぶ。

用意するもの

グループメンバー各自に，以下のコピーを配布する。
- 「飲酒の害を調べるテスト（AUDIT）」のテキスト（P/C/P-3.1）
- 「AUDIT-スコアの意味」のテキスト（P/C/P-3.2）
- 「アルコールの影響」のテキスト（P/C/P-3.3）

筆記用具

セッションの概要

今日のセッションでは，クライエントは「飲酒の害を調べるテスト（AUDIT）」に記入し，自分で採点する。得点は誰にも知らせなくてよいが，グループの話し合いでは標準点（あるいは平均点）および得点の意味が提示される。そのあとで，担当者がアルコールの身体機能への影響についてのアメリカ合衆国・国立アルコール乱用・依存症研究所（NIAAA）の資料を紹介する。動機づけアプローチを用いながらこれらの課題をいかに行うかについては，以下の「実施にあたって」をご参照いただきたい。

実施にあたって

クライエントの中には，自分のアルコール消費のレベルと，飲酒が自分自身および自分と周囲との関係をどれくらい害しているか気づいていない人もいる。このセッションは，①規格化された調査票に記入することによって，クライエントが自分のアルコール使用量と頻度を再認識することと，②アルコール使用の潜在的な害について，クライエントに認識を深めてもらうという2つの目標がある。

クライエントは「私は絶対そうならない」と固く信じて，自分の体は飲酒で何の影響も受けないと言い張ることが多い。ほかにも，よく見聞きするのは「私は何年も飲酒してきたけれど，酒の害で病気になったことはない」という反応である。このような主張に対して，クライエントに論争を挑んでもたいていは逆効果である。今回のセッションの獲得目標は，「飲酒は自分のために良くない」と説き伏せることではないことを心にとめていただきたい。ここで担当者が行うのは，実際にアルコールが，飲み過ぎる人たちのほとんどに対してどのようなことを引き起こすかということに気づいてもらえるような情報を提供することだけである。

　注意点をひとつ。このセッションの途中で，クライエントの態度が硬くなって自己防御に走るようなことを極力防がなければならない。アルコールの身体機能への影響に関する情報を書いてあるとおりに読むのではなく，要点を指摘するようにする。テキストを最初から最後まで読んでしまっては，担当者は「説教好き」とか善悪の審判をしがちな人だと思われかねない。私たちとしては，クライエントに情報を提供したいのだが，それを動機づけ的な方法で行いたい。セッションの後に，クライエントに自分で（あるいは親しい人と一緒に）このテキストをぜひもう一度よく読むようにと勧めよう。

Step 1, 2：セッションを開始し，トピックを紹介する

　メンバーに必要な確認などを手短に行ってセッションを始める。今日のセッションではアルコール使用について話すことと，今後別のセッションで薬物使用について話すことを伝える。「自己評価」する機会を持つことが役に立つことが多いと説明する。これは（アルコールの）使用レベルと使用によって引き起こされがちな影響について，自分で知ることのできる方法である。クライエントに AUDIT と略称される質問用紙，アルコール使用による変調を確認するためのテストに記入してもら

う予定だと伝える。これは，個人の飲酒に関する情報を得るためにしばしば使われる。その紙を集めたり，得点について発表させたりしないことを保証する。

Step 3：AUDIT に記入し採点する

「飲酒の害を調べるテスト（AUDIT）」のテキスト（P/C/P-3.1）を配布し，使い方を声に出して読む。それぞれの質問に対し，答えを1つだけ丸で囲むよう念を押す。そして，それぞれの質問を声に出して読み，クライエントにテキストの回答に印を付ける時間を与える。終わったら，クライエントに印をつけた数字の合計を出させる。様子を見て，必要があれば援助をする。

Step 4：AUDIT の結果を読み取る

全員が合計点を出し終えたら，「AUDIT－スコアの意味」のテキスト（P/C/P-3.2）を配布する。それぞれの得点範囲を声に出して読み，それぞれにどんな意味があるかを手短に述べる。クライエントが現在どのくらいアルコールを使っているか，そして飲み続けたらどんな結果が起こりうるのかについて知るために，この得点の資料を役立てる方法についての話し合いが進むように援助する。

Step 5：アルコールの身体への潜在的影響について話し合う

AUDIT で高得点の人は，飲酒の結果としてほとんど常に合併症にかかる危険に瀕していることを説明する。「アルコールの影響」のテキスト（P/C/P-3.3）を配布し，各項目の内容を手短に話し，書かれている項目と似かよった問題を抱える人に心当たりがあるかを尋ねる（説教や指導のような調子になることを避け，やさしく言い換えながら，打ち解けた自分なりの言葉で，わかりやすく情報を提示するよう心がけよう）。

Step 6：セッションを終了する

メンバーに必要な確認などを手短に行い，終了する。今回は情報の量が多かったことを指摘しながら内容を要約する。次のセッションまでに，今日のテキストをもう一度よく読んでもらえば何か役立つことと，疑問な点が出てきたら次回に尋ねるようにと念を押す。

セッションの作業手順

Step 1：メンバーに必要な確認などを行い，セッションを開始する（約10分）

Step 2：トピックを紹介する：「アルコールの体への影響」（約10分）
- 今日のセッションではアルコール使用について話すことと，今後別のセッションで薬物使用について話すことを伝える。
- 「自己評価」する機会を持つことが役立つことが多いと説明する。
- クライエントに AUDIT（個人の飲酒に関する情報を得るためにしばしば使われる短い質問紙）に記入してもらう予定だと伝える。
- クライエントに回答と得点は秘密にすると伝える。

Step 3：AUDIT に記入し，採点する（約15分）
- 「飲酒の害を調べるテスト（AUDIT）」のテキスト（P/C/P-3.1）を配布し，使い方の指示を声に出して読む。
- それぞれの質問に対し，答えを1つだけ丸で囲むよう指示する。
- それぞれの質問を声に出して読み，クライエントにテキストの答えに印をつける時間を与える。
- クライエントに印をつけた数字の合計を出してもらう。クライエントを見回って，必要があれば助言する。

Step 4：AUDIT の結果の解釈をする（約 10 分）
- 「AUDIT−スコアの意味」のテキスト（P/C/P-3.2）を配布する。
- それぞれの得点範囲を声に出して読み，点数がどういう意味を持つのかを手短に述べる。
- これらの得点についての話し合いが進むように援助する。

Step 5：アルコールの体への潜在的な影響について話し合う（約 10 分）
- AUDIT で高得点の人には，飲酒によって身体の合併症およびほかの問題が起こる危険性が高いことを説明する。
- 「アルコールの影響」のテキスト（P/C/P-3.3）を配布する。
- それぞれの項目の内容を手短に読み，メンバーに書かれていることに似たような体の問題を抱えている人に心当たりがあるかどうか尋ねる。
- わかりやすい日常生活の言葉で言い換えて情報を提示するように心がける。

Step 6：セッションを終了する（約 5 分）
- メンバーに手短に確認などを行い，終了する。
- セッションを要約する。
- 今回は情報の量が多かったので，次のセッションまでに今日のテキストをもう一度よく読んでもらえば効果的だと伝える。

テキスト P/C/P-3.1

飲酒の害を調べるテスト（AUDIT）

このグループに参加する前のあなたの飲酒状態について，それぞれの質問に対してあてはまる回答をひとつだけ○でかこんでください。（1 ドリンクは純アルコール約 10g とします。ビール大瓶 1 本：2.5 ドリンク。缶ビール・発泡酒 500ml：2 ドリンク。日本酒 1 合：2.2 ドリンク。焼酎 1 合：3.6 ドリンク）

1. あなたはアルコール含有飲料をどのくらいの頻度で飲みますか？
   0. 飲まない　　1. 月に1度以下　　2. 1カ月に2～4度
   3. 1週に2～3度　　4. 1週に4度以上

2. 飲酒するときには通常どのくらいの量を飲みますか？
   0. 1～2ドリンク　　1. 3～4ドリンク　　2. 5～6ドリンク
   3. 7～9ドリンク　　4. 10ドリンク以上

3. 1度に6ドリンク以上飲酒することがどのくらいの頻度でありますか？
   0. ない　　1. 1カ月に1度未満　　2. 1カ月に1度
   3. 1週に1度　　4. 毎日あるいはほとんど毎日

4. 過去1年間に，飲み始めるとやめられなかったことが，どのくらいの頻度でありましたか？
   0. ない　　1. 月に1度未満　　2. 1カ月に1度
   3. 1週に1度　　4. 毎日あるいはほとんど毎日

5. 過去1年間に，普通だと行えることを飲酒していたためにできなかったことが，どのくらいの頻度でありましたか？
   0. ない　　1. 月に1度未満　　2. 1カ月に1度
   3. 1週に1度　　4. 毎日あるいはほぼ毎日

6. 過去1年間に深酒の後体調を整えるために，朝迎え酒をせねばならなかったことが，どのくらいの頻度でありましたか？
   0. ない　　1. 1カ月に1度未満　　2. 1カ月に1度
   3. 1週に1度　　4. 毎日あるいはほとんど毎日

7. 過去1年間に，飲酒後，罪悪感や自責の念にかられたことが，どのくらいの頻度でありましたか？
   0. ない　　1. 1カ月に1度未満　　2. 1カ月に1度
   3. 1週に1度　　4. 毎日あるいほとんど毎日

（↗）

テキスト　P/C/P-3.1 つづき

(↘) 8. 過去1年間に，飲酒のため前夜の出来事を思い出せなかったことが，どのくらいの頻度でありましたか？
　　0. ない　　　1. 1カ月に1度未満　　2. 1カ月に1度
　　3. 1週に1度　　4. 毎日あるいはほとんど毎日

9. あなたの飲酒のために，あなた自身か他の誰かがけがをしたことがありますか？
　　0. ない　　　2. あるが，過去1年間にはなし　　4. 過去1年間にあり

10. 肉親や親戚，友人，医師，あるいは他の健康管理に携わる人が，あなたの飲酒について心配したり，飲酒量を減らすように勧めたりしたことがありますか？
　　0. ない　　　2. あるが，過去1年間にはなし　　4. 過去1年間にあり

AUDIT を採点する際は，各質問の回答番号を合計する。→（　　　　　点 /40 点）

このページは AUDIT 日本版に準拠しています。

テキスト P/C/P-3.2

AUDIT-スコアの意味

AUDIT は，短い期間の飲酒に関する重要な情報を得るために使われます。過去1年間にどのくらい飲酒したか，たくさん飲んだために起きた問題について尋ねることで，あなたの飲酒量が危険なレベルにあるかどうか知ることができます。

AUDIT の合計点が示すことは：

合計点が1～9点の間にある人は右の下線部に○をつけてください：＿＿＿＿＿
- 合計点がこの範囲の人は，飲酒は危険なレベルに達していません。あなたは週に何回か飲酒するのかもしれませんが，飲酒することで生活上，周りの人に迷惑をかけたことはないでしょう。得点がこの範囲の上のほう（8点か9点）にある人は，自分がどのくらい飲んでいるのか，そのことで他人に影響を与えていないか，少し用心し始めてもいいかもしれません。

合計点が10～19点の人は右の下線部に○をつけてください：＿＿＿＿＿
- 合計点がこの範囲の人は，飲酒はすでに有害で危険なレベルに達しているといえます。毎日飲酒する人もいるでしょうし，ブラックアウト（一時的な感覚喪失：前の晩のことを覚えていないこと）を繰り返したり，飲酒した後で罪悪感や自責の念を感じたりすることもあるでしょう。飲み始めたらやめることが難しく，きちんと役割を果たし続けることが困難な人もいるでしょう。その結果，周囲の誰かを傷つけたことがあるかもしれません。

合計点が20～40点の人は右の下線部に○をつけてください：＿＿＿＿＿
- 合計点がこの範囲の人は，飲酒は非常に危険なレベルに達しています。おそらくAUDIT の質問事項のほとんどに心当たりがあるでしょう。飲酒したために布団から出られない日もあるでしょうし，酒を飲むこと以外にはほかに何もまともに考えられないというくらいになっているかもしれません。過度の飲酒のせいで，多くの身体的な問題も抱えているかもしれません。

AUDIT の点数は HAPPY プログラムに沿って改変しています。
（HAPPY：Hizen Alcoholism Preerevention Program by Yuzuriha）
このセッションは原本をいくつか改変しています。

テキスト P/C/P-3.3

アルコールの影響

アメリカ合衆国・国立アルコール乱用・依存症研究所が1995年と1999年に出した報告書（ミラー，ツヴェーベン，ディクレメンテとリュヒタック，1995；NIAAA，1999）によれば，アルコールは身体にさまざまな影響を及ぼします。

・心臓疾患：アルコールは心臓の内部と周囲の筋肉を弱くするため，大量飲酒をする人の中には心臓病を引き起こす人がいます。また，大量飲酒が高血圧や心臓疾患，緊張亢進症に結びついたり，いくつかの種類の発作のリスクを高めます。

・脳：アルコール症は通常の老化の速度を速め，若いころからの脳の老化を招きます。また，大量飲酒によって前頭葉の萎縮が進むことや，老年でも若年でも知的損傷と大量飲酒が関連していることがわかっています。

・消化器の問題：大量飲酒者では，極度の胸やけや潰瘍そして消化器系の出血が起こりやすくなります。また，大量飲酒者は膵臓損傷による病気にかかることがあります。膵臓はインシュリンを作ることで血糖値を調整する役割があります。大量飲酒をすると膵臓に炎症が起こり，ひどい痛みが出ます。この状態は「膵炎」と呼ばれ糖尿病を引き起こし，死亡することさえあります。耐え難いほどの腹部の痛みと極端な体重減少が，膵炎の兆候です。

　また，飲酒は糖の消化吸収過程や血糖コントロールを行うホルモンの働きを妨げます。慢性的に大量に飲酒する人の，血液中の健全な糖分（ブドウ糖と呼ばれます）の値が下がることが多いのです。そのわけは，大量飲酒者は適切な食事をとらずに飲酒をすることが多く，蓄えた健全な糖分を数時間中に使い果たしてしまうからです。また，アルコールが消化されているあいだ，体の糖分の監視機能は影響を受けてしまいます。このような影響が組み合わさると，短時間に大量飲酒した6～36時間後にひどい血液中の糖分の低下（この状態を低血糖症といいます）が起こります。この症状への適切な対応を怠れば命の危険があります。

・アルコール性肝障害：大量飲酒によってアルコール性肝炎と呼ばれる肝臓の炎症を起こすことがあります。その症状には，発熱，皮膚や眼球や尿の黄染（黄疸と呼ばれます），腹部の痛みなどが含まれます。アルコールを飲み続けるとこの状態は死をもたらすこともありますが，回復も可能です。ほかにもアルコールは「肝硬変（大量飲酒者の10～20％の人がこの病気にかかります）」を引き起こします。この肝臓の傷は，体から老廃物を取り除く働きを妨げ，死をもたらすこともあります。アルコール性肝炎とは異なり，断酒をして症状が軽くなり肝機能が改善しても，肝硬変によって肝臓にもたらされた傷そのものを治すことは不可能です。肝硬変による合併症に対して治（↗）

テキスト P/C/P-3.3 つづき

(↘) 療は不可能ではありません。最後の手段は肝移植になります。しかしながら、アルコールによってもたらされた肝臓の障害は、身体の新陳代謝を妨げ、ついには他の臓器の機能を麻痺させます。

- がん：アルコールは病気や感染と闘う能力を低下させるので、長期間にわたる大量飲酒は何種類かのがんにかかる危険性を高めます。特に、食道、口、喉、咽頭といった何種類かのがんは、大量飲酒者に多いのです。1日に2ドリンク以上酒を飲む女性は乳がんのリスクが高くなります。結腸や直腸を含む他のがんも大量飲酒と関連すると見られています。

- 生殖機能：大量飲酒は、性欲、受精、妊娠に重大な影響を及ぼし、生殖機能に大きく影響します。例えば、アルコールは精巣に直接有害な影響を及ぼし、男性のテストステロンの値を下げます。低テストステロンが長く続くと、例えば乳房が膨大するといった男性の女性化の原因になるでしょう。女性では、慢性的な大量飲酒は無月経や月経不順、無排卵月経、早期の閉経を含む多くの生殖障害の原因になり、自然流産のリスクを高めます。妊娠中の飲酒は、胎児に胎児性アルコール症候群や流産、先天性障害、精神遅滞などの悪い影響を及ぼします。最後に、アルコール依存症と脳や肝臓への障害などのアルコール関連の病気は、男性より女性のほうが進行が早い傾向にあります。

- 呼吸障害：大量飲酒をする人、特にいびきをかく人は、睡眠時無呼吸のリスクが高まります。睡眠時無呼吸は、睡眠時に上気道が狭くなったり閉塞した状態で、結果として脳の酸素欠乏が生じます。さらに、夜の飲酒によって気道が狭くなり、無呼吸の原因となることがあります。アルコールの抑制作用によって、無呼吸の時間もより長くなります。重い睡眠時無呼吸症の人が疲労によって交通事故を起こす確率は、大量飲酒をする人は飲酒しない人の5倍となります。最後に、アルコールと睡眠時無呼吸といびきが重なると心臓発作、不整脈、脳出血、そして突然死のリスクが高まります。

P/C/P セッション 4　薬物の身体への影響

変化プロセスの目標：認識を深める

原理

認識を深めるためには，自分自身と問題行動の本質についての知識を増やさなければならない。このセッションでは，クライエントが自分の薬物使用の程度および薬物使用にかかわる諸問題について，はっきりと認識するように手助けをする。クライエントは薬物について調査する書面に記入して自分で点数をつけることによって，自分がどれくらい危険にさらされているかを学ぶ。このセッションでは，薬物の体への影響と健康への作用について，クライエント向けの教育も行う。

具体的な目標

クライエントは質問紙に回答し，薬物使用の程度を判定する。
クライエントは薬物がさまざまな面から身体に害を与えることを学ぶ。

用意するもの

グループメンバー各自に配布するための以下のコピー

- 「薬物使用調査票」のテキスト（P/C/P-4.1）
- 「薬物使用調査票の採点表」のテキスト（P/C/P-4.2）
- 「薬物の影響」のテキスト（P/C/P-4.3）

セッションの概要

今日のセッションでは，クライエントは薬物使用調査票に記入し，自分で採点する。得点は誰にも知らせなくてよいが，グループの話し合いでは，どの得点範囲ならどういう意味を持つかが示される。その後で担当者が，薬物の生理学上の影響についてのアメリカ合衆国・国立薬物乱用研究所の資料を紹介する。

実施にあたって

クライエントは，薬物使用が人生にどの程度マイナスの影響を与えるのかについて，意識していないかもしれない。今日のセッションでは，クライエントは個人の薬物使用についてわかるように作られた簡潔な自己評価の書面（薬物使用調査票）に記入する。非常にたくさんの種類の薬物があるうえ，それぞれの薬物は身体に異なる影響を与えるため，私たちはアメリカ合衆国・国立薬物乱用研究所の資料を使って要約を作成した。

前のセッションと同じように，クライエントの中には「自分は絶対にそんなにはならない」とか，「今までのところ何の問題もなかった」と信じている人が見当たるであろう。抵抗されても抵抗を排除せずにともにゆっくり進むことを忘れてはならない。メンバーには，薬物の身体への潜在的な害を知らないクライエントのために情報を提供するのだと，しっかり確認する。

注意を一言。このセッションのあいだ，クライエントが自己防御に

走って態度を硬くするような事態は，極力避けること。薬物の体への影響についてただ情報を読み上げるのではなく，それぞれの薬物について要点だけを強調するようにする。テキスト全体を読むだけでは，「説教好き」とか善悪の審判をしがちな人だと思われかねない。クライエントに情報を与えたいのだが，できるだけ動機づけのできる方法で行いたい。薬物使用が自分の人生に及ぼす影響についてクライエントを説き伏せるのは，今回の担当者の仕事ではないということを忘れてはならない。われわれは的確な情報を提供したい（たとえわずかなアドバイスでもよい）のだが，究極的にはその情報を得てどうするのか，少しでも役立てるのかどうか，決めるのはクライエント自身である。

Step 1，2：セッションを開始し，トピックを紹介する

手短にグループに必要な確認などを行い，開会する。クライエントに自己評価をする機会を持つことが役に立つ場合があることを説明し，今日のテーマを紹介する。今日のセッションでは，薬物使用調査票に記入してもらうことを説明する。それは，個人の薬物使用についての情報を得るためによく用いられる短い質問票である。

Step 3：薬物調査票に記入し，点数をつける

（注：薬物使用調査票は，クライエントの薬物使用の程度を評価するという特定の目的のために開発されたものである。この質問表は，「精神疾患の分類と診断の手引 第4版」[1]の物質乱用および依存の診断基準に基づいている。以下の採点と診断の説明に示したとおり，この質問表の合計点を見れば，ファシリテーターはクライエントが薬物使用の危険に瀕した境界線上なのか，乱用（誤用）の段階なのか，依存の段階なのかを判断できる仕組みになっている。）

「薬物使用調査票」のテキスト（P/C/P-4.1）を配り，その冒頭の指示を読み上げる。クライエントには，このテストは医療用以外，あるいは

処方量を超えて使用している薬物に関するものであることを理解させる。また，答えに丸をつけるのみとし，空欄にははじめは何も書かないよう伝える。それぞれの質問を声に出して読み，そのつどクライエントに答えに丸をつけてもらう。

「薬物使用調査票の採点表」のテキスト（P/C/P-4.2）を配り，パートⅠに書かれた指示を読み上げる。1から4の質問については，「はい」に丸をつけた人は質問の右側の線上に「1」を，「いいえ」に丸をつけた人は「0」をつけるように説明する。5から11の質問については，「はい」に丸をつけた人は「5」を，「いいえ」に丸をつけた人は「0」をつける。メンバーに自己評価の点をつける時間を与え，見回って必要に応じて手伝う。メンバーがこの段階を終えた後，点数の合計をして合計点を調査票の下の所定の線上に書いてもらう。もう一度，メンバーを見回して必要な援助をする。

Step 4：薬物使用調査票の結果を読み取る

クライエントが内容を把握していることを確認しながら，パートⅡの「薬物使用調査票の採点表」のテキスト（P/C/P-4.2）に書かれた各段階の説明を読む。薬物使用の4つの段階の違いを説明する。クライエントの現在の薬物使用の程度を確認したり，薬物使用を続けることによって起こりうる事態を知ったりするのに，この数値がどのように役立つかについての話し合いが進むように支援する。

Step 5：薬物の体への潜在的な影響について話し合う

薬物使用調査票で，点数が多いほうから2つまでの段階に入る人は，ほとんど常に薬物使用による合併症にかかる危険にさらされていることを説明する。「薬物の影響」のテキスト（P/C/P-4.3）を配り，手短にそれぞれの薬物について要点を説明する。記載されているのと同じような身体的問題を抱えている人を知っているかどうか尋ねる（「説教じみた」

調子になることを避け，普段の自分の言葉使いで簡単に言い換えて情報を伝える）。

Step 6：セッションを終了する

メンバーに必要な確認などを手短に行い，セッションを終える。今日のセッションでは情報量がかなり多かったことを確認し，内容を要約する。クライエントには，セッションに参加して自分の物質使用について自主的に考えてくれたことを感謝する。生活を変えるかどうか決心しようとしている場合に，客観的な振り返りが役に立つことが多いと伝える。変化を押しつけるつもりがないことと，生き方を変えたいと決心した場合には支援したいということを改めて伝える。

セッションの作業手順

Step 1：手短に確認などを行い，セッションを開始する（約10分）

Step 2：テーマを示す：「薬物の身体への影響」（約5分）

Step 3：薬物使用調査票に記入し，点数をつける（約15分）
- 「薬物使用調査票」のテキスト（P/C/P-4.1）を配る。
- グループに，調査票の指示の部分を読み上げる。
- それぞれの質問を声に出して読み，クライエントにはその質問が読まれるごとに答えに丸をつけてもらう（このときは，空欄には何も書かなくてよい）。
- 「薬物使用調査票の採点表」のテキスト（P/C/P-4.2）を配る。
- パートⅠの指示を読む。
- 全員を見回って必要があれば援助し，メンバーが自分の評点をつける手助けをする。

- 自分の数字を全部足して，合計をページの下の線上に書いてもらう。
- 見回って，必要に応じてさらに援助する。

Step 4：薬物使用調査票の結果を説明する（約10分）
- 「薬物使用調査票の採点表」のテキスト（P/C/P-4.2）のパートⅡの各段階についての説明を読む。
- 物質使用の4つの段階の違いを説明する。クライエントの現在の薬物使用の程度を確認したり，薬物使用を続けることによって起こりうる事態を知ったりするのに，この数値がどのように役立つかについての話し合いが進むように支援する。

Step 5：薬物の身体機能への潜在的な影響について話し合う（約10分）
- 薬物使用調査票で点数の高いほうから2つまでの段階であった人は，ほとんど常に薬物使用による合併症にかかる危険にさらされていることを説明する。
- 「薬物の影響」のテキスト（P/C/P-4.3）を配る。
- それぞれの薬物について要点を手短に読み上げる。リストに載っているのと同じような身体的問題を抱えている人を知っているかどうかを，メンバーに尋ねる。
- 普段の話し言葉に言い換えて，情報を伝えるようにする。

Step 6：セッションを終了する（約10分）
- 手短に確認などを行い終了する。
- セッションの要約をする。
- クライエントに参加を感謝する。
- 何かをするようにと強制するつもりのないことと，何か変えたいと決心した際に支援することを，改めて伝える。

テキスト P/C/P-4.1

薬物使用調査票

あなたの過去1年間の薬物使用（アルコールを含まない）についてお尋ねします。ここで「薬物」とは，浮かれた気分，もうろうとした状態，良い気分などになるために使った薬のすべてを指します。これまでの1年間の実際の行動について，「はい」か「いいえ」に○をつけてください。

過去1年間に……

1. 薬物を使うことで，（勉強や仕事の出来ばえ，家庭内の役割などで）自分の責任を果たしにくくなったことがありましたか？　　はい　いいえ＿＿

2. 身体が傷つく可能性のある中で薬物を使ったことはありましたか？（薬の影響が残ったまま車を運転するなど）　　はい　いいえ＿＿

3. 薬物を使うことで法律上の問題を起こしたことがありますか？　　はい　いいえ＿＿

4. 薬物使用によって家族や友人，そのほかの人たちとの間に何か問題が起こっても，薬物を使い続けていましたか？　　はい　いいえ＿＿

5. 以前と同じような効果を得るために，もっとたくさんの量の薬物を使うしかなかったということがありますか？　　はい　いいえ＿＿

6. 震え，振戦せん妄症（うわごとを言うような錯乱），眠れなくなるなどの離脱（禁断）症状を経験しましたか？　または，離脱症状を振り払うために薬物を使用しましたか？　　はい　いいえ＿＿

7. これほどたくさんの薬物を，これほど長期間にわたって使うつもりではなかったと思えるくらい，薬を使いましたか？　　はい　いいえ＿＿

8. 薬物を使うことをやめたいと思うことが多かったでしょうか？　または，やめようとしてやめられなかったことはありますか？　　はい　いいえ＿＿

9. 薬物を手に入れたり，使ったり，使った後で影響がおさまるのを待ったりするために多くの時間を使ってきましたか？　　はい　いいえ＿＿

10. 薬物使用のせいで大切な活動をやめたことはありますか？（仕事，友達との共同行動，趣味など）　　はい　いいえ＿＿

11. 薬物を使うことで身体が悪くなったり，気分的に正常ではなくなってしまったりする可能性があるとわかっていながら，薬物を使い続けていましたか？　　はい　いいえ＿＿

合計：＿＿

テキスト　P/C/P-4.2

薬物使用調査票の採点表

パートⅠ：1から4の質問で「はい」に○をつけていたら，その右の下線上に「1」と書いてください。「いいえ」に○をつけていたら，右の下線上に「0」を書いてください。5から11の質問で「はい」に○をつけていたら右に「5」と書き，「いいえ」に○をつけていたら右に「0」と書いてください。それから，それらの「合計」をページの一番下に書き込んでください。

パートⅡ：合計点の意味は，以下の各段階の説明のとおりです。

0点：問題なし
　もし，現在薬物を使っていてこの得点におさまるのであれば，あなたの薬物使用はまだ有害なレベルではありません。この調査票の項目のどれかひとつでも起こり始めたら，注意を払う必要があります。

1点から4点：ひどくはないレベル（乱用または誤用）
　点数がこの範囲なら，これまでの1年間に薬物の誤った使い方をした経験があるでしょう。あなたの薬物使用は，生活のさまざまな部分に影響を及ぼし始めており，すでに薬物を使ったために危険な状態を経験されたかもしれません。

5点から14点：危険なレベル
　点数がこの範囲なら，薬物依存症になる危険にさらされています。薬物をやめることが難しいことや，薬物使用によって自分の責任を果たすことが難しくなることに気づいているかもしれません。

15点から39点：深刻なレベル（依存）
　点数がこの範囲なら，すでにこれまでの1年間，薬物依存の状態にありました。すでに薬物を使うことについて自制がきかなくなっており，やるべきことが日に日にでき難くなってきていると感じていることでしょう。

テキスト　P/C/P-4.3

薬物の影響

アメリカ合衆国・国立薬物乱用研究所によると，薬物は体にさまざまな影響を与えます。

・吸入薬（噴霧式の鼻薬など）：ほとんどの吸入薬は，人体組織に対して非常に高い毒性を持っています。吸入薬を使用することにより，脳（「ニューロン」または神経接合部）に障害を及ぼし，考える力を失うだけでなく，心理的・社会的な問題も引き起こします。肝臓や腎臓にも重大な障害が起こります。不整脈によって突然死を招くこともあります。長い期間使用すると体重が減少したり，鼻血が出たり，口内炎ができたり，イライラや「うつ」症状が出てくることもあります。吐き気や嘔吐，よだれなどはよくある副作用です。

・タバコ：タバコ（紙巻きタバコ，噛みタバコ，嗅ぎタバコなど）を使うとニコチン依存になるおそれがあり，それによって心臓病や肺がん，肺気腫，口腔がんなど，数多くの病気にかかりやすくなります。タバコはまた，体力を減らし，歯を変色させ，肌にしわを作り，慢性的な口臭を引き起こします。

・マリファナ：短期間でもマリファナを使うと筋肉の協調運動，集中力，短期記憶などに障害が起こります。長期間使用すると体力や「やる気」がなくなり，記憶の障害が起きてきます。これらの影響は，マリファナをやめた後でも長く続くことがあります。また，頻繁に使うことで肺の病気およびがんにかかる確率が，5倍の量のタバコを吸ったのと同じくらい高くなります。タバコと同様，肺を傷つけることと発がんのリスクが，マリファナ使用の特徴的な害です。

・コカイン／クラック：イライラ，気分障害，不眠，妄想，幻聴など，コカイン／クラックは体にいくつかの危険な状況を引き起こします。不整脈や心臓発作を引き起こし，胸の痛みや呼吸不全をも起こします。さらに，頻繁に使う人たちに脳卒中，てんかん発作，頭痛などが多く見られます。

　コカインの使用は，さまざまな心臓病と関連があると指摘され続けています。コカインは，心室細動と呼ばれる無秩序な心拍を起こし，心拍や呼吸を早め，血圧や体温を上げます。胸の痛み，吐き気，目のかすみ，発熱，けいれん，昏睡状態などの症状を起こすことがあります。

　コカインの使用方法の違いにより体への害は異なります。例えば，鼻からの吸引で常用すると嗅覚が落ちたり，鼻血が出たり，嚥下（飲み込む）機能が弱ったり，声が枯れたり，鼻中隔全体が炎症を起こしたり，慢性的な鼻炎および鼻水などのもとになります。飲食によって消化器を通してコカインを常用すれば，消化管の血流が悪くなることにより，重篤な腸管感染症（壊疽と呼ばれます）を引き起こします。また，コ（↗）

> テキスト P/C/P-4.3つづき

(↘) カインを注射した人は、コカイン自体か添加物のいずれかにアレルギー反応を起こし、死に至ることもあります。コカインによって食べる量も食欲も減退するため、深刻な体重減少と栄養不足を起こすコカイン常用者が多いのです。コカインとアルコールが、2種類の薬物の組み合わせとしては、死に至る危険の最も高い併用であることを、ぜひ心にとめてください。

・メタンフェタミン：メタンフェタミンは、脈拍を速めたり、不整脈や血圧上昇を招いたり、脳の小さな血管に脳卒中のもとになるような治すことのできない障害を与えるなど、心臓と血管系に多くの問題を引き起こします。メタンフェタミンを常用すると心臓の内膜に炎症を起こします。注射によって常用すれば、血管を傷めたり、皮膚に膿瘍ができることがあります。精神的な症状は、使用をやめた後数カ月から数年間続くことがあります。また、妊娠中にメタンフェタミンを乱用すると胎児にさまざまな合併症を引き起こし、早産の率を高め、新生児期の行動パターンを狂わせて異常な反射行動や刺激に対する過敏などを起こすことがわかっています。

・ヘロイン：ヘロインを常用すれば、静脈の損傷あるいは破裂、血管や心臓の弁への細菌感染、膿瘍（腫れ物）などの軟部組織への感染、肝臓病や腎臓病などを引き起こします。肺の合併症（さまざまなタイプの肺炎や結核を含む）も引き起こしますが、これは、乱用者が健康を害していることと同時にヘロインに呼吸を抑える作用があるためです。針を共用することが、ヘロイン乱用の最も深刻な結果につながります。それは、B型、C型肝炎やHIV、その他多くの血液媒介のウイルス感染症です。そして、薬物乱用者はそのような病気を性行為の相手や子どもにうつしてしまう可能性があるのです。

P/C/P セッション 5

何を期待して物質を使用するのか

変化プロセスの目標：認識を深める

原理

　認識を深めるためには，自分自身と自分の問題行動の本質についての知識を増やすことが不可欠である。物質を使用するにあたって何を期待しているのかを突き止めて言語化することによって，クライエントは使用する理由を自分で深く認識する。このようにして，クライエントは使用の理由について知識を得るので，変化への動機を高めることに役立つことが多い。クライエントが変化に向けてのレディネスを高めるに従って，物質を使用する理由について考え直したり，物質使用によって得ようとしてきたことと同じような望ましい結果を得るために，別の行動を取ることができるようになる。

具体的な目標

　クライエントは，自分が何を期待して，どういうことを信じて物質を使用しているのかについて学ぶ。
　クライエントは，そのようにして求めてきたのと同じような結果を得られる代替行動を学ぶ。

用意するもの

グループのメンバーおのおのに配布する以下のコピー。
- 「物質を使用することに対する私の期待」のテキスト（P/C/P-5.1）

セッションの概要

ファシリテーターは，「期待」という概念についておよび「期待」が行動にどのように強い影響を及ぼすのかについて説明する。クライエントは，まず一般的に人がどのような効果を期待してアルコールや他の薬物を使用するのかについて話し合い，次に自分自身の「期待」を究明するために質問票に記入する。そのような期待する内容と似たような結果が得られる代替行動について，グループで話し合う。

実施にあたって

何かを行うことによって起こる結果への期待は，日常の言動に強い影響を与えうる。アルコールの分野では，飲酒に関するこのような認知の要素は「期待（expectancy）」と呼ばれ，使用への決断，飲酒量および飲酒パターンに重要な役割を演じている。クライエントが物質を使用するにあたって，どういう良いことと悪いことを「期待」しているのかについて自分で知ることは有益である。このセッションで使用した質問紙は，1980年にサンディ・ブラウン博士とその同僚によって開発されたアルコール期待質問紙に基づいており[8]，アルコールに関連する期待を評価する画期的な質問紙である。その後，ダマリス・ロセナウ博士は人々がアルコールから受けることを期待する良い影響と悪い影響の両方を評価する簡潔な尺度として，アルコール効果質問紙[56]を開発した。

このセッションでは，この「期待」という概念を広くアルコール以外の物質にも当てはめる。さまざまな物質が，さまざまな効果で体や気分に影響を及ぼす。コカインは刺激剤と見なされ，一方アルコールは抑制剤と刺激剤の両方の作用をする。したがって，アルコールを使う場合の期待は，ヘロインへの期待とは異なるかもしれない。この概念を広げて，ほかの物質に当てはめてみた結果，クライエントが認識を深めることのできるような，生き生きした役に立つセッションを実施するのに有効であることがわかった。

Step 1, 2：セッションを開始し，トピックを紹介する

簡単に確認などを行ってグループセッションを始める。人が何かの行動を実行するときは何かを期待していること，そしてこれらの期待がその人の日常の行動に強く影響しうることを説明し，今回のトピックを紹介する。例えば，飲酒するか薬物を使った場合のみ社交的な場面で快適に過ごせると感じている人がかなりたくさんいる。そういう人たちは，薬物使用によってリラックスでき，他人との会話や意思疎通がうまくいくという。飲酒するとダンスや性行為がうまくなると信じている人もいる。逮捕される可能性や翌朝気持ち悪くなるといった物質使用についてのマイナス面の「期待」を持つことも指摘しよう。

Step 3：アルコールおよび他の薬物にかかわる「期待」を明らかにする

「物質を使用することに対する私の期待」のテキスト（P/C/P-5.1）を配布する。そこに載っている8つの期待が多くの人々に共通していることを説明する。クライエント個人にとって，それぞれの期待が当てはまるかどうか，「そのとおり」（○）か「違う」（×）に丸をつけさせる。これらの項目はアルコール効果質問紙[56]を修正したもので，記載されたそれぞれの項目は物質使用の効果について，回答者が信じているかど

うかを知るための領域を表す。

Step 4：クライエントの期待について話し合う

グループのメンバーがテキストに記入し終わったら，期待について話し合いやすくなるように支援しよう。クライエントに，最近の物質使用の場面を2件思い出すように促す。以下のような質問をして，話し合いを進めやすくしよう。

- 物質使用は期待を満足させたか。
- 期待どおりでなかったとすれば，どうしてうまくいかなかったのだろうか。
- もし，期待どおりにいったなら，その同じ状況で物質使用の代わりにできることが何か考えられないか。

これは，一人ひとりの動機について状態を聞くことのできるよい機会である。参加者の中から，変化についての前向きな発言があれば，必ずそれについて引用したり要約したりして，物質使用の代わりになる行為についてのクライエントの思考を強化するよう心がけよう。

Step 5：セッションを終了する

参加者に手短に必要な確認をする。自分の期待について突き止めて言語で表現したことによって生まれた新たな認識が，これから先に物質使用について決断をする際に有効であろうという説明をしてセッションをまとめる。このセッションで参加者がどのような作業をしたかを再確認する。

セッションの作業手順

Step 1：参加者に確認をしてセッションを開始する（約 10 分）

Step 2：トピックを紹介する：「期待」（約 10 分）
- プラスとマイナスの両面の期待が日常の態度や言動に影響すると指摘する。
- 人々の物質使用についての決断，消費レベルおよび使用パターンを決定する大きな役割を「期待」が演じることを説明する。
- 人々が持つ「期待」の例を示す。

Step 3：アルコールや他の薬物に関する「期待」を明らかにする（約 20 分）
- 「物質を使用することに対する私の期待」のテキスト（P/C/P-5.1）を配る。
- 一つ一つの期待の項目について，当てはまるかどうかによって，「そのとおり」（○）または「違う」（×）に，クライエントに丸をつけさせる。

Step 4：クライエントの期待を話し合う（約 15 分）
- 上記の質問票への回答を参照しつつ，最近，物質を使用した場面を 2 つクライエントに考えさせる。
- 以下についての話し合いを進めるように援助する。
  1. 自分の期待がいかに自分の行動に影響を与えるか。
  2. 最近の 2 回の使用場面で，期待した結果を得たかどうか。
  3. 期待について認識を深めたことが，これから先どのように役立つか。

Step 5：セッションを終了する（約5分）
- 参加者に手短に確認する。
- クライエントがセッションを進めるのに貢献したことを確認する。
- セッションの内容を要約する。

> テキスト P/C/P-5.1

物質を使用することに対する私の期待

以下の内容について，○（そのとおり）または×（違う）の，どちらかあてはまるほうを○で囲んでください。

お酒を飲んだり薬物を使ったほうが，恥ずかしいと感じなくなる。　　　　○　　×

お酒を飲んだり薬物を使った後は，不器用で体の動きがぎこちなくなる。　○　　×

お酒を飲んだり薬物を使ったほうが，私はロマンティックになる。　　　　○　　×

アルコールや薬物を使ったほうが，将来を明るく感じるような気分になる。○　　×

アルコールや薬物を使ったほうが，人にきっぱりと文句を言いやすくなる。○　　×

お酒を飲んだり薬物を使ったりすると，良い気分になる。　　　　　　　　○　　×

お酒を飲んだり薬物を使ったら，恥ずかしいバツの悪い発言をしがちになる。○　×

お酒を飲んだり薬物を使ったほうがよく眠れる。　　　　　　　　　　　　○　　×

| P/C/P セッション 6 | 心配する声 |

変化プロセスの目標：自己の再評価，劇的な解放

原理

　自己を再評価するには，問題行動について改めてよく考えることと，問題行動と自分の価値観がいつどのように矛盾して共存できなくなるかに気づくことが必要である。劇的な解放は，問題行動に関してさまざまな感情を持ったり，その気持ちを表現することから得られる。

　このグループのクライエントは変化の最初の段階にいるので，飲酒や薬物使用を問題視していない人も含まれるかもしれない。クライエントの実際の生活の中で，彼らの物質使用について気にかけて言葉をかけてくれた他者がいるかどうかを探るのが有効である。そういう懸念の表明について，自分で表現して整理していくうちにクライエントは，アルコールや薬物が自分の生活に引き起こしている問題を深く知るようになることが多い。このことは，これまでに実施したいくつかのセッションでの AUDIT，薬物使用調査票の結果とともに，物質使用の再評価を始める手助けとなりうる。クライエントは，自身の物質使用と日常生活で他人から心配してもらったことを直接結びつけて考えるようになったときに，劇的な解放（感情のレベルでの目覚め）を体験する。

具体的な目標

物質使用について心配する他人が，どのように言葉をかけてくれたかをクライアントに話し合ってもらう。

物質使用について自分自身としては何か心配しているのかどうか，クライアントに考えてもらう。

用意するもの

グループのメンバーおのおのに配布する以下のコピー
- 「心配していたのは誰でしたか？」のテキスト（P/C/P-6.1）

セッションの概要

このセッションでは，グループのメンバーは自分たちの物質使用のことを心配してくれる他者からかけてもらった言葉について話し合う。ファシリテーターは，そうした懸念の表明について話し合うように促し，クライアントが自分自身で少しでも心配していれば，それについて明確にできるように支援する。

実施にあたって

クライアントの生活の中で，他の人たちが自分の物質使用を心配して言葉をかけてくれたときのことを話し合うことは有効である。このような懸念の表明について話し合ううちに，アルコールや薬物が自分の生活に引き起こした問題について認識を深めることが多い。ここで用心しなければならないのは，クライアントは自分の薬物使用についての他人か

らの指摘や苦情を「気にかけてくれた」とは思わずに，「うるさく文句を言われた」とか「お前はダメなやつだと非難された」ととらえてしまいがちだという点である。例えば，配偶者や雇用主がクライエントに物質使用に対する治療を受けるようにと何度も説得する場合にそう感じてしまう。ファシリテーターとしては，このような発言をクライエントが「心配して声をかけてくれた」ととらえ直すことができるように手助けをする必要があるかもしれない。また，クライエントが今はまだ自分が「そんなに心配してもらうだけの価値はない人間」だと感じている場合が多いので，心配してもらうだけの価値があるということを念を押すようにしよう。（イエスやノーだけでなく，説明的に長く答える必要のあるような）開かれた質問や（相手の発言を整理し反復して発言を促す）反射的な傾聴によって，他者からの心配の言葉をどう感じたかについてクライエントが整理するのを支援しよう。

Step 1, 2：セッションを開始し，トピックを紹介する

手短にセッションを開始する確認をする。私たちのことを気にかけてくれる人は，たびたび私たちの行動を心配する言葉をかけてくれるという事実について述べる。今日は，実生活の中で他者がクライエントの物質使用についてどのように意見をし，懸念を表明してくれたのか，またそういう言葉から自分がどのような影響を受けたのかを一緒に話し合ってみると説明する。そういうメッセージには，いろいろな形がある。例えば，物質使用しているときに，自分の行動のせいで友達に避けられてしまったと感じることがあるかもしれない。その場合，友達は気にかけていることを明言してはいないが，「あなたが物質使用するのは困る」と暗に表明しているのではないだろうか。明白に懸念が表明されることもある。例えば，家族や配偶者が直接クライエントに「あなたのことで悩んでいる」と言うことがあるだろう。上司が「首にするぞ」と脅したり，保護監察官が「執行猶予を取り消すぞ」と脅したり，極めて乱暴で

露骨な表現もありうる。

Step 3：心配の言葉をかけてくれた人は誰なのかを特定する

「心配していたのは誰でしたか？」のテキスト（P/C/P-6.1）を配る。クライエントに，実生活の中で自分の物質使用について心配の言葉をかけてくれた人について考えるように指示する。テキストの質問項目ごとに例を挙げながらグループ全員で見直す。クライエントには，約10分で自分のテキストへの記入を済ませてもらう。

Step 4：グループ討議を進める

クライエントがテキストに記入し終わったら，回答を発表して全員で話し合ってみるように促す。そのような他人からの心配の言葉についてグループでの話し合いが進みやすくなるように援助し，クライエントが自分自身の物質使用について何か心配ではないのかどうか考え始めるよう手助けをする。次のような質問を投げかけることによって，話し合いが進みやすくなるであろう。

- 他の人があなたの物質使用に心配の言葉をかけてくれたとき，あなたはどのように感じましたか。
- 振り返ってみて，そのような言葉のうちひとつでも「そのとおり。良いことを言ってくれた」と感じますか。
- あなたが自分のアルコールまたは薬物使用のことを心配し始めるきっかけになった出来事が，今までに何かありましたか。

Step 5：セッションを終了する

セッションを要約し，クライエントに今日の話し合いではじめて気づかされたことがあったかどうか尋ねる。他者が心配の言葉をかけてくれ

るときは，怒りをあらわにされた場合でさえ，あなたのことを気づかっていると伝えようとしていることもあると，クライエントに思い起こさせる。今日のセッションで他に付け加えることがないかメンバーに尋ねるなど，簡単な確認をして今日のセッションを終える。今日のメンバーのセッションへの貢献を確認する。

セッションの作業手順

Step 1：いくつか簡単な確認を行い，セッションを開始する（約10分）

Step 2：セッションのテーマを紹介する：「心配する声」（約10分）
- 私たちのことを気にかけてくれる人は，たびたび私たちの行動を心配する言葉をかけてくれるという事実について述べる。
- そのような懸念の表明は，いろいろな違った形を取ることを指摘する。
- 今日のセッションでは，クライエントの物質使用について実際の生活の中で周りの人が，どのような心配の言葉をかけてくれたかを話し合う機会となることを説明する。

Step 3：心配の言葉をかけてくれた人を特定する（約15分）
- 「心配していたのは誰でしたか？」（P/C/P-6.1）のテキストを配る。
- 実生活の中で物質使用に心配の言葉をかけてくれた人について考えてもらう。
- それぞれの質問項目の例を挙げながら，グループでテキストを見直す。
- クライエントには，約10分で自分のテキストへの記入を完成してもらう。

Step 4：グループでの話し合いを進める（約 10 分）
- グループでそれぞれの回答を発表して話し合うように促す。
- ときどき適切な質問を投げかけながらグループでの話し合いが進みやすくなるように支援する。
- クライエントが自分自身の物質使用について，少しは何か自分で気になることがないのかどうか，考え始めるように手助けをする。

Step 5：セッションを終了する（約 10 分）
- セッションの内容を要約して振り返る。
- 今日のセッションによって，新しく気づかされたことがあったかどうか，クライエントに質問する。
- 他者が心配の言葉をかけてくれるときは，怒りをあらわにされた場合でさえ，あなたのことを気づかっていると伝えようとしていることもあるとクライエントに思い起こさせる。
- 手短にいくつか必要な確認をして，終了する。

テキスト　P/C/P-6.1

心配していたのは誰でしたか？

あなたがアルコールや薬を使うことについて，心配だという発言をした人がいますか？
いるとしたら，それは誰ですか？
（その方たちの名前またはイニシャルを下に書き込みましょう）

その方たちは，具体的にはどんなことが心配だと，言いましたか？

その方たちは，どのようにそれを表現しましたか？

あなた自身は，自分がアルコールや薬物を使うことについて心配になったことはありませんか？

自分の物質使用について，今までに自分でどんなことが心配になりましたか？

あなたは今でもまだ同じことを心配していますか？

| P/C/P セッション 7 | 何が大切か |

変化プロセスの目標：自己の再評価

原理

　自己を再評価するには，問題行動について改めてよく考えることと，問題行動と自分の価値観が，いつどのように矛盾して共存できなくなるかに気づくことが必要である。自分の価値観を正確に把握し，自らの物質使用がその価値観と矛盾し，共存できないことを証明することを通じて，クライエントは自己の再評価という変化プロセスを実行する。

具体的な目標

　クライエントがどういう価値観を持っているのかを自分で確認できるように手助けする。
　自分の価値観と物質使用がどのように矛盾するのかを認識するのを手助けする。

用意するもの

　グループのメンバーおのおのに配付する以下のコピー
- 「人生で一番大切なこと」のテキスト（P/C/P-7.1）

セッションの概要

このセッションでクライエントが話し合うのは，価値観の意味および自分の価値観が人生でどのような役割を演じるかについてである。自分にとって何が大切であるかを確認したうえで，クライエントは大切にしていることと物質使用のあいだの矛盾を強く認識するための作業を完成させる。

実施にあたって

誰にでも，人生で大切にしていることが何かある。それは人によって違うが，家族であったり，仕事であったり，成功や健康であったりする。クライエントにとって，自分が大切にしていることを正確に認識し表現する方法を学ぶこと，および物質使用がその価値観とどのように矛盾するかを知ることはとても重要である。ミラーとロルニック[40]は，クライエントの実際の言動と大切にしていることとのあいだのこの「不調和」が，変化しようとする動機を増加させると指摘している。クライエントがこれらの矛盾を言葉に表すときは，反復しながら思慮深く聞くこと（「反射的傾聴」reflective listening）によって，彼らの物質使用が大切にしていることとどのように矛盾しているか，彼らの思考を整理し，わかりやすくして強化する手助けをしよう。

Step 1, 2：セッションを開始し，トピックを紹介する

メンバーに必要な確認を行い，価値観というトピックの紹介をして，今日のセッションを開始する。人々にとって価値があることとは，その人の人生で最も重要なことと考えること，最も大切に持ち続けようとしていることであると説明する。ある人にとって大切なことが，他の人に

とってはそうではないかもしれないということも指摘する。以下の質問をする。

- 人々は，一般にどのようなことを最も大切にしていますか。（例えば，健康，家族，豊かさや繁栄，文化的または宗教的信念など）
- 大切なものは，生きていく過程で時とともにどのように変化していくものですか。
- あなたが人生において最も大切だと思うものは何ですか。

Step 3：自分の価値観を認識してもらう

「人生で一番大切なこと」のテキスト（P/C/P-7.1）を配付し，クライエントに自分が最も重要だと思うことについていくつか考えてもらう。その大切に思うことを紙の左半分に書き並べてもらう。それから，自分の物質使用が大切にしていることに悪影響を与えたことがあれば，それらについてテキストの右半分に書いてもらう。例えば，クライエントが大切にしていることが自分の子との関係であるならば，それをテキストの左半分に書いてもらう。もしも，物質使用が子どもに苦痛を与えたり子どもを困らせたりしたことがあるなら，それをページの右半分に書いてもらう。

Step 4：大切にしていることと行動とのあいだの矛盾について探る

クライエントが自分の大切にしていることと実際の行動とのあいだに矛盾があると気づいたら，そのことについて話し合いを進めやすくするように支援する。話しやすくするために，本当に大事にしていた仕事を酔って（または中毒状態で）出勤したために停職させられた例について述べてみよう。別の例としては，最も大切にしているのは家族であると答えたメンバーが何人かいることを紹介し，クライエントたちに家族と

の関係が物質使用によって害されたときのことをみんなと話し合ってくれないかと頼んでもよいであろう。価値観と行動が矛盾していることによって生じる反応およびさまざまな考えについて，落ち着いて詳しく考えてみよう。一人ひとりと対応し，クライエントの返答を聞き出す際に，反射的傾聴（reflective listening）を使用するとよい（reflective listeningの技法についてはミラーとロルニック[40]を参照）。このような話し合いの中で，自主的な動機づけを表明する発言が多く生まれる。そのような発言，特に変化についての前向きの考え，または変化したいという決意の表示があれば，必ず強化すること。

Step 5：セッションを終了する

手短に必要な確認をし，セッションの要約をする。クライエントに，自分の日々の言動と大切にしていることが合致しているのか矛盾しているのかについて，毎日少し時間をとって落ち着いて考えるように促す。

セッションの作業手順

Step 1：いくつか簡単な確認を行い，セッションを開始する（約10分）

Step 2：セッションのテーマを紹介する：「価値観」（約10分）
- 価値観についての話し合いが進みやすくなるような支援をする。
- クライエントが自分が何を最も大切にしているのかに気づくように援助する。

Step 3：自分が何を大切にしているのかについて，きちんと認識させる（約15分）
- 「人生で一番大切なこと」のテキスト（P/C/P-7.1）を配付する。
- クライエントに，自分が最も重要であると思って維持していることに

ついて考えるよう促す。それらをテキストの左半分に書いてもらう。
- 物質使用が，そのような大切なことに悪い作用をしたことがあれば，それを書き並べてもらう。
- 一般的に，人がどのようなことを大切にしていて，それを物質使用がどのように害するかという例を挙げる。

Step 4：大切にしていることと行動とのあいだの矛盾を探る（約15分）
- クライエントが自分の大切にしていることと行動とのあいだに矛盾があると気づいたら，それについての話し合いが進みやすくなるような支援をする。
- そのような矛盾がどのような反応や感情を引き起こすかについて考えてみる。

Step 5：セッションを終了する（約10分）
- 手短に必要な確認などを行い終了する。
- セッションの内容を要約する。
- クライエントに，自分の日々の言動と大切にしていることが合致しているのか，矛盾しているのかについて，毎日少し時間をとって落ち着いて考えるように促す。

テキスト P/C/P-7.1

人生で一番大切なこと

人生で一番大切なこととは食い違うようなことを言ってしまったり，してしまったりということがありますね。例えば，酒を飲んだり薬物を使ったりしたせいで，家族との関係や仕事がダメになってしまうことがあるでしょう。

用紙の左側に，あなたの人生で一番大切だと思うことを（いくつでも）書いてください。子ども，仕事，自分を大切に思う気持ちや自信など，何でもいいです。それから，そういう大切なことが，自分の物質乱用によって何か悪い影響を受けたりダメになったりしたことがあれば，それを右側に書いてください。

私が一番大切にしていること	物質使用で大切なものがどんなふうに害されたり壊れたりしたか

P/C/P セッション 8

物質使用の良い面と悪い面

変化プロセスの目標：判断のバランス

原理

　判断のバランスには，行動の良い面と悪い面を比較することが必要になる。このセッションでクライエントは，まず自分が物質を使用してプラスになることとマイナスになることを探す。そうして見つけた良いことと悪いことの各項目の重みをはかって，それぞれがどれくらい大切なのかを見極める。そうすることによってクライエントは，プラスとマイナスの両面を見て，自分の物質使用の全体像を理解し始める。

具体的な目標

　クライエントは，行動の良い点と悪い点を見つける方法を学ぶ。
　クライエントは，良い点と悪い点の重要度のランクづけをする方法を学ぶ。

用意するもの

　グループのメンバーおのおのに配布する以下のコピー
- 「キャロラインにとっての飲酒の良い面・悪い面」のテキスト

（P/C/P-8.1）
- 「アルコールや薬物を使うことの良い面・悪い面」のテキスト（P/C/P-8.2）

セッションの概要

ある行動について考えたり判断をしようとする際には，それぞれの選択の良い点と悪い点を考えることが役に立つことをファシリテーターから説明する。クライエントは彼らの物質使用の良い点と悪い点を列挙して，その利点と欠点それぞれの重みをはかって比べる作業を完成する。担当者はクライエントとともにそれらの重みについて考慮しながら，良い面と悪い面を天秤にかける方法のひとつの例として，その判断バランスを再点検する。

実施にあたって

普通，判断をしようとするときには，検討中の変化を実行した場合の負担と利益を秤にかけるものである。ジャニスとマン[27]は，クライエントが行動の利益とコストの重みをはかることを天秤またはシーソーに載せてみるとたとえた。この「判断のバランス」プロセスは，クライエントが自分の物質使用について，利点（良いこと）と欠点（あまり良くないこと）を評価することによって実行される。この「判断のバランスのプロセス」が，自分たちの問題行動を解決するのに決定的に重要なプロセスだったと，嗜癖（中毒）行動をうまく変えることができた人々から聞くことがある[58]。

人が習慣を変えようとしているとき，得なことと損なことの「交差点」が関心期に現れがちだという研究結果がある。つまり，無関心期には物質を使用して得だと思う点のほうが損だと思う点よりまさっている

ことが多く，関心期になると良いと思うことと悪いと思うことの数が同じになって，つり合う。準備期にたどり着くまでに普通はその人にとってのバランスが変わり，物質使用の悪い面が良い面を上回る[14]。

このセッションでは，クライエントは良い面と悪い面を列挙し，それぞれに重みのランクづけをして数量化し，どれが最も大切なのかを調べる。変化するにしても何も変えないにしても，人それぞれに独自の理由があるということを忘れてはならない。プラスとマイナスのどちらを重視するほうに傾くかを決定する要因は，人それぞれで多様である。物質使用の良い面を見つけることが困難なクライエントもいるかもしれない。そういう人には，どんな問題にも良い面もあるのだと思い起こさせよう。もし，利点が何もない行動ならば，クライエントはそれをずっと以前にやめていたはずではないか。

Step 1, 2：セッションを開始し，トピックを紹介する

手短にメンバーに必要な確認などを行い，セッションを始める。ある行動について考えたり何かを決定したりする際に，実行した場合としない場合の「良い面」と「悪い面」を考えてみることが役に立つと説明しながら，トピックを紹介する。例えば，犬を飼おうかどうか決定しようとしているとする。犬が家を守ってくれたり（良い面），なついてくれたり（良い面）ということだけではなく，ドッグフードは高い（悪い面）ということや犬に十分なスペースが実際にはないかもしれない（悪い面）ということについても考えるべきであろう。

今日のセッションでは，その犬の例に似たような「決定のバランス」と呼ばれる物質使用に焦点を当てた作業をすることと，それがよく考えたうえでの決定をするためにとても役立つことを説明する。アルコールや薬物の使用からうまく変化した人の多くが，このプロセスを実行したことが，自分たちが変化しようかどうかと考えていたときにとても重要だったと報告している。

Step 3：良い面・悪い面を明らかにする訓練

「キャロラインにとっての飲酒の良い面・悪い面」のテキスト（P/C/P-8.1）を配布し，これが良い面・悪い面の表の一例であると説明する。このキャロラインというクライエントは自分のアルコール使用を変えるかどうか検討しているということを説明しながら，声に出して読む。キャロラインは，自分のことを決めるという困難な作業の過程で，良い面と悪い面の両方を書き並べた。この作業を完成してみて，自分が「良い」と思うことと「あまり良くない」と思うことを自分自身ではっきり知ることができた。

物質使用における同様の作業を完成してほしいとクライエントに説明する。「アルコールや薬物を使うことの良い面・悪い面」のテキスト（P/C/P-8.2）を配布する。クライエントに自分が使用している物質のひとつについて考えるか，自分の物質使用全般について考えるか，どちらかを選んでよいと説明する。良い点から先に書き並べ，その後で悪い点を書くように指示する。

Step 4：良い面・悪い面の重要性を評価する訓練

クライエントがその項目を書き並べ終わったら，「キャロラインにとっての飲酒の良い面・悪い面」のテキスト（P/C/P-8.1）のパートⅡを紹介する。キャロラインが，まず良い面・悪い面を列挙し終わったら，次にそれぞれの項目に1点から4点の尺度で「重要性」を判断したことを説明する。キャロラインは，これらの要素のすべてを考慮して決定したのだが，この作業を通じて彼女は良い面と悪い面のすべての項目を確認し，重みを比較することができた。クライエントに，自分で書いた良い面と悪い面の項目それぞれについてよく考えて，「物質使用についての決定をする際に，これは私にとってどれくらい重要なのだろうか」と自問してもらう。1（少しだけ重要）から4（極めて重要）の尺

度で良い面・悪い面に挙げたそれぞれの項目についてランクづけするよう指示する。

Step 5：判断のバランスの天秤の傾きを見る

クライエントに，自分で書き込んだ良い面・悪い面の欄を比較させる。良い面の欄と悪い面の欄の長さについて考えてもらう。どちらかが，もう一方よりも項目が多くて長くなっただろうか。それぞれの項目につけた重要度のランクの数字も見てもらおう。左側の「良い面」の欄には1つか2つの項目しかないクライエントが多いのだが，その重要度が高いせいで，右側のたくさんの項目とつり合ってしまっている人が多い。物質使用について明瞭に考えるひとつの方法は，それぞれの項目の重要性を比べて良い面・悪い面について重さを比較することだと説明する。

自分が書いた表に挙げた項目とそれぞれの重要度ランクを発表してくれる人を募り，まず良い面から先に発表してもらってグループで話し合う。物質使用について気に入っている点を深く考える機会は少ないので，物質にどれくらい引かれているかを明確にして公言することには大きな意義があることだろう。また，良い面から話し始めると，悪い面について自発的に話しやすくなる場合が多い。

クライエントが曖昧な表現をするときも，ファシリテーターは感情移入と反射的傾聴を心がけて，良い面と悪い面の両方をじっくりと聞こう（回答への審判を下すような態度を見せないことが大切である）。クライエントがどっちつかずの発言をするときは，傾聴し，話し終わった時点で本人が確認できるように担当者が要約して反復する。もし時間が許せば，進んで発表してくれるすべてのクライエントの良い面・悪い面を全体で再検討する。それが実行できればとても有効な手段になりうるし，たいして時間はかからない。

Step 6：セッションを終了する

　参加者に手短に必要な事柄の確認をしてセッションを終える。このセッションを要約するにあたっては，物質使用を含む多様な行動についての良い面と悪い面は，時とともに変化するものだと強調しよう。それぞれの重要度も変化するものだ。そういう変化のきっかけは多様である。人間関係や環境，または価値観や信条の変化などによって変化が起こる。少し時間が経ってから，改めて同じような「判断のバランスの作業」をいろいろな行動についてやってみるのも，ためになるし面白いかもしれないとクライアントに勧める。特にこれから先，物質使用についてこの作業を繰り返すように勧める。

セッションの作業手順

Step 1：メンバーに必要な確認などを行い，セッションを開始する（約10分）

Step 2：トピックを紹介する（約10分）
- 良い面・悪い面をはかるという概念を説明する。
- 良い面・悪い面をはかる例を挙げる。
- 物質使用を変えることのできた人々の多くが，行動を変える際に決定バランスが重要な役割を果たすと述べていることを指摘する。

Step 3：良い面・悪い面を明らかにする訓練（約10分）
- 「キャロラインにとっての飲酒の良い面・悪い面」のテキスト（P/C/P-8.1）を配布する。
- キャロラインがどのようにして良い面・悪い面を表にしたかを読みあげ，説明する。

- 「アルコールや薬物を使うことの良い面・悪い面」のテキスト（P/C/P-8.2）を配布する。
- クライエントに，自分が使っている特定の物質か，または自分の物質使用全般について使用の良い面・悪い面の表を作成してもらう。

Step 4：良い面・悪い面の重要性を評価する訓練（約10分）
- クライエントの参考になるように，キャロラインの例にもう一度触れる。
- 彼女がどのようにして良い点と悪い点の一つ一つの重みをはかったかを説明する。
- クライエントに，「アルコールや薬物を使うことの良い面・悪い面」のテキスト（P/C/P-8.2）に自分で書き込んだ良い面・悪い面の重要度をランクづけしてもらう。

Step 5：決定のバランスをはかる（約15分）
- クライエントに，右の欄と左の欄の長さに注目させる（すなわち，良い面と悪い面の比較）。
- クライエントに，自分でランクづけした良い面・悪い面の重要度に注目するよう促す。
- 良いことと悪いことのそれぞれを重要度を考えながら比較することによって，クライエントが変化したいのかどうかをきちんと考えられることを説明する。
- 自分が記入した内容を誰か口頭で説明してくれないかと頼む。
- クライアントがどっちつかずの発言をした場合にも，反復して丁寧に確認する。

Step 6：セッションを終了する（約5分）
- 参加者に手短に必要な確認などを行い，セッションを終了する。

- セッションの内容を要約する。
- 良い点と悪い点（そしてそれらの重要度）が，時が経てば変化することと，すこし時間を置いてこの判断のバランスの作業を再び行えば面白いだろうと説明する。
- クライエントに今日の訓練を後日再度行うよう勧める。

> テキスト P/C/P-8.1

キャロラインにとっての飲酒の良い面・悪い面

パートⅠ：良い面と悪い面を探しましょう。

良い面 （私が飲酒するとこういう良いことがある）	悪い面 （私が飲酒するとこういう良くないことがある）
（2）リラックスできる	（1）次の日気分が悪くなる
（4）悩み事を考えずに済む	（4）飲んだときは子どもの世話をうまくできない
（1）友達と仲良く付き合うのに良い方法だ	（3）お金がかかる
（1）退屈しのぎになる	（4）飲酒運転をしたら，誰かにケガをさせるかもしれない

パートⅡ：良い面と悪い面の重要度について考えましょう。

上に書き込んだ項目が，あなたが薬物やアルコールを使うかやめるかを決めるときに，どれくらい重要かを判定して（　　）に書き込んでください（以下のあてはまる数字を書いてください）。

  1＝少しだけ重要
  2＝まあまあ重要
  3＝かなり重要
  4＝極めて重要

> テキスト　P/C/P-8.2

アルコールや薬物を使うことの良い面・悪い面

パートⅠ：良い面と悪い面を探しましょう。

良い面 （アルコールや薬物を使うことの良い面）	悪い面 （アルコールや薬物を使うことの良くない面）

パートⅡ：良い面と悪い面の重要度について考えましょう。

上に書き込んだ項目が，あなたが薬物やアルコールを使うかやめるかを決めるときに，どれくらい重要かを判定して（　　）に書き込んでください（以下のあてはまる数字を書いてください）。

　1＝少しだけ重要
　2＝まあまあ重要
　3＝かなり重要
　4＝極めて重要

P/C/P セッション 9　対人関係

変化プロセスの目標：環境の再評価

原理

　環境の再評価をするには，行動がその人の環境に影響を与えてしまうことを認識する必要がある。つまり，物質乱用者は物質を使うことによって，家族，仕事および社会生活に影響を及ぼしたことを自覚しなければならない。このセッションでは，クライエントに生きていくうえでの人間関係について考えるよう促す。そうすることで，物質乱用が彼ら自身だけでなく周囲の人との関係にも悪い結果を引き起こしていることが，ますます明らかになるであろう。

具体的な目標

　クライエントが，自分の行動は他者に影響することを認識する。
　クライエントが，現在の対人関係および潜在的に可能な人間関係を確認する。
　クライエントが，どのように周囲との人間関係が変わったかを話し合う。
　クライエントが，物質使用の結果として人との関係が変わったかどうかについて考える。

用意するもの

グループのメンバーおのおのに配布する以下のコピー
- 「私の対人関係」のテキスト（P/C/P-9.1）
- 「私の対人関係（記入例）」のテキスト（P/C/P-9.2）

セッションの概要

私たちは，人間としてほかの人間たちとかかわり合うことを先天的に求めるものだと，ファシリテーターが説明する。その後で，ある人の行動が別の人の反応をどのように引き起こすのかがわかるような作業を実施する。クライエントは，自分の実生活における現在の関係と，できれば築きたい関係をリストアップする。ファシリテーターは，クライエントに人との関係が物質使用の結果，変化したかどうかについて考えるよう促す。

実施にあたって

クライエントは，物質使用が他者に影響することに気づかないか，または認めたがらないかもしれない。このセッションでは，クライエントの生活における周囲の人々との現在の関係を確認し，そういう人たちとのつながりをどれくらい感じているのかを認識できるような作業を進める。そして，一人ひとりとの関係を吟味して，時が経つとともにそれがどう変化してしまったのかを考えてみることを提案する。決して作業を強制することのないように注意しよう。生きていくうえでは，自分の行動によって他者が反応して言動が変わることがありうるということをクライエントが理解できるように，援助を試みるだけにとどめよう。クラ

イエントが自分の人間関係を話すときは感情移入を心がけて共感的に傾聴し、「はい」「いいえ」だけで答えることのできないような開かれた質問をし、クライエントの回答を理解して反復する「反射傾聴」を行うことによって、詳細を話しやすくするような支援をする。自分の習慣が他者に及ぼしていた影響について話すときは、クライエントは特に傷つきやすいかもしれない。ほかの参加者の模範になるように、ファシリテーターは温かく支援する態度に徹しよう。

Step 1, 2：セッションを開始し、トピックを紹介する

「対人関係」という話題を紹介することで、今日のセッションを始める。私たちは人間であるから、他者とかかわりたいという先天的な欲求があることを説明する。クライエントが忘れがちなのは、自分の行動が他者の「反応」を引き起こすということである。そのことを理解するために、グループのメンバーの一人に単語をひとつだけ言って文を作り始めてもらおう。次の人は一語を加え、そのように次々と一人が一語を足して文を完成させる。それぞれの人の言葉は、直前に話されたばかりの言葉に依拠して引き出されたもので、それらすべての単語なしにはこの文は成り立たないことを説明する（注：この作業の応用として、単語の代わりに短い文を次の人が足していくことによって、参加者たちに物語を作ってもらう方法もある）。

Step 3：人間関係の確認

「私の対人関係」のテキスト（P/C/P-9.1）を配布する。クライエントに、その紙の上のほうに自分と関係のある人々の名前を書き並べてもらう（フルネームではなくイニシャルでもよい）。影響し合っている人々についてクライエントが考えやすいように、家族、友人、同僚、隣人などという例を挙げる。このリストには、物質使用している友人やクライエントの物質使用にかかわってきた人も含まれるかもしれない。ク

ライエントは，このリストにできることなら関係を築きたい相手の名前かイニシャルを書くこともできる。この作業のねらいは，現在誰が最も重要な人なのかクライエントが確認することにある。この作業の目標は，クライエントが自分の人生における人との関係の大切さについて考えて，自分の物質使用がどのように人との関係に関連しているかを検討することである。

参加者たちが自分のリストを完成させたら，「私の対人関係（記入例）」のテキスト（P/C/P-9.2）を配布し，クライエントにこの例を見ればこの作業を完成させる方法がわかるはずだと説明しよう。クライエントに，今までに名前を挙げた人の中で自分の人生において最も重要な人を特定してもらって，「私」に最も近い円にその人のイニシャルを書いてもらう。それから次の円に移り，次に親密な人々を書いてもらう。そのようにして作業を進める。クライエントは最も大きい円の縁に，これから関係を作りたい人々のイニシャルを書くことができる。記入例を参照してこの点を説明する。参加者のあいだを回り，必要に応じ援助する。

Step 4：関係がどのように変化したかについて話し合う

参加者に二人組になってもらって，これらの関係が時間の経過とともにどのように変化したかを話し合ってもらう。関係の変化には多くの理由があるが，理由のひとつとして飲酒や薬物使用時の振る舞いがありうると説明する。クライエントに，「もっと良い関係になれるはずの人々」のイニシャルを四角で囲んでもらう。二人組になった参加者たちのあいだを歩き，どの関係が物質使用に影響したか，これが名前を四角で囲んだ理由かどうかをよく考えるよう勧める。

Step 5：セッションを終了する

大きなグループに戻し，今日行った作業について話し合う。進んで自分の円を全員に見せてくれる人がいるかどうか尋ねる。もしいれば，個

人的な関係について発表してくれることをそのクライエントに感謝し，参加者全員が支えになることを約束しよう。自己の動機づけについての発言，特に変化することへの興味または意欲がみえる発言があれば強化しよう。これから先の何カ月間かにわたって自分の関係について注意を払い，もし時間の経過とともに関係が変化すれば円のイニシャルの配置を変えるよう参加者全員に促す。また，人間関係についての再評価をときどき行えば，改善に向かうことにつながることがあるとクライエントを励ます。

セッションの作業手順

Step 1：参加者に必要な確認などを手短に行い，セッションを開始する（約 10 分）

Step 2：トピックを紹介する：「対人関係」（約 10 分）
- 人は他者とかかわりたいという先天的な欲求をもっていることを説明する
- 行動が人との関係にいかに関連しているかを示すために，一人のクライエントに，ひとつの単語を言って文を始めさせる。
- その隣に座っているクライエントに一語を追加してもらい，また次の人に一語を加えてもらってそれを文が完成するまで続けてもらう。

Step 3：対人関係の確認（約 15 分）
- 「私の対人関係」のテキスト（P/C/P-9.1）を配布する。
- クライエントに関係のある人々のリストを書いてもらう。親密な関係のある人々でも，知り合い程度の人でもかまわない。
- 「私の対人関係（記入例）」のテキスト（P/C/P-9.2）を配布する。
- クライエントがかかわる人々について考えやすいようにヒントを与え

る。
- クライエントは，関係を作りたい人々の名前またはイニシャルを書くこともできる。
- 「私」に最も近い円に自分の生活で最も重要な人々のイニシャルを書いてもらう。
- 次のひとつ外側の円に移り，次に親密な人々を書くというようにクライエントに続けてもらう。
- クライエントがこれから関係を作りたい人々は，最も大きい円の縁にイニシャルを書くことができる。
- 参加者のあいだを回り，必要に応じ援助する。

Step 4：どのように関係が変わったかを話し合う（約10分）
- グループを二人組に分ける。
- 時が経つにつれて，どのようにこれらの関係が変わったかをペアで話し合ってもらう。
- クライエントにもっと良い関係になれるはずだと感じる人々の名前を四角で囲ませる。
- 関係が変わるには多くの理由があること，および物質使用も理由のひとつであることを説明する。
- 二人組になった参加者のあいだを回り，改善が求められる相手との関係に物質使用が影響したかどうかを尋ねる。

Step 5：セッションを終了する（約10分）
- 今回の作業について話し合う。
- 参加者に必要な確認を行う。
- これから先の何カ月間かにわたって対人関係を再評価するようクライエントに伝える。

テキスト　P/C/P-9.1

私の対人関係

私と関係のある人たち，またはこれから関係を作りたいと思っている人の名前，またはイニシャルをここに書きましょう。

ここに書いた人たちは，どのくらい重要でしょうか？　一番重要な人の名前かイニシャルを「私」と書いてある円の中に書き込みましょう。その次に親しいと感じる人の名前かイニシャルを周りの円に書き入れていきましょう。

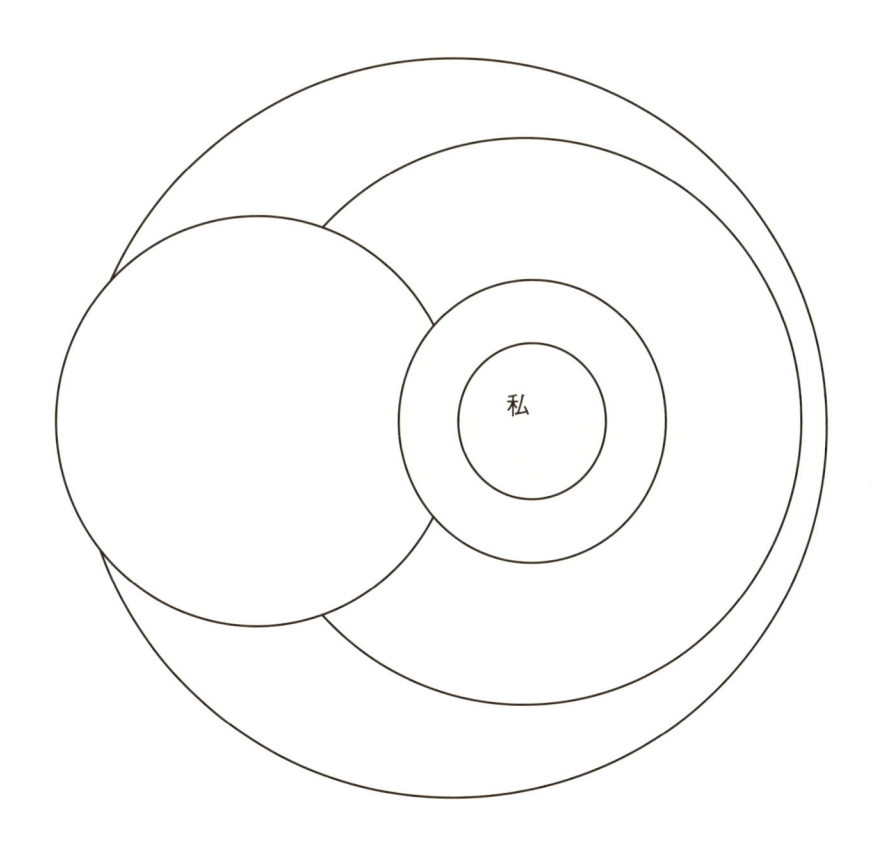

テキスト　P/C/P-9.2

私の対人関係（記入例）

私と関係のある人たち，またはこれから関係を作りたいと思っている人の名前，またはイニシャルをここに書きましょう。

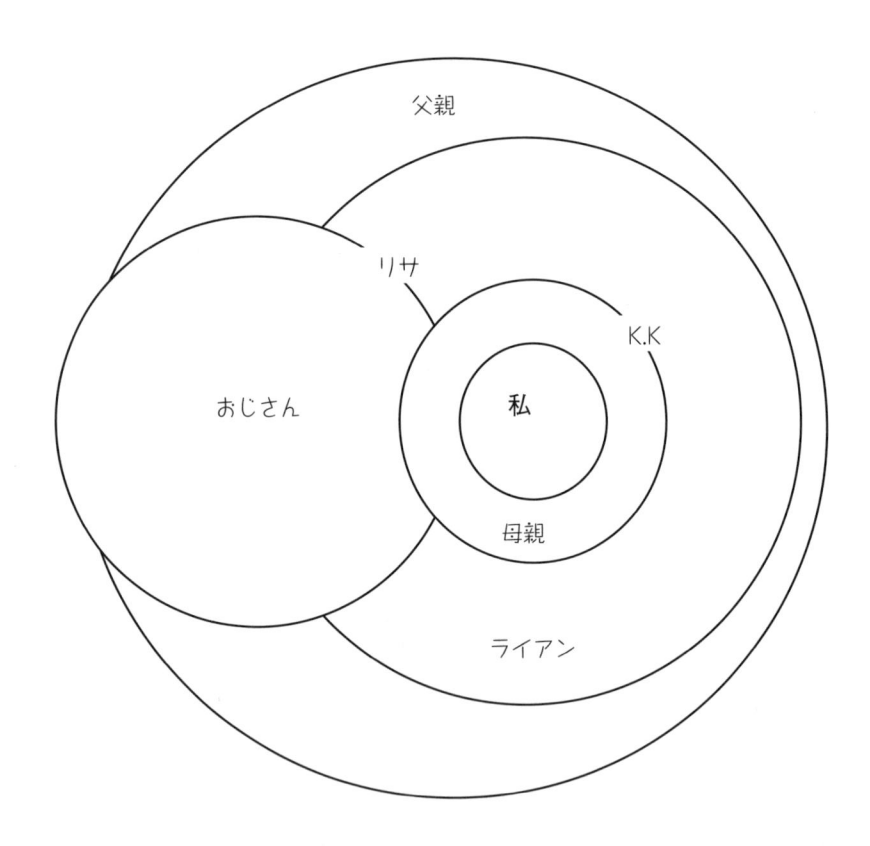

（図：同心円と重なり合う円に人物名が配置されている）
- 父親
- リサ
- K.K
- おじさん
- 私
- 母親
- ライアン

P/C/P セッション 10 役割

変化プロセスの目標：環境の再評価

原理

環境を再評価するには，その人の行動が自分の生活や環境に対して及ぼしている影響を認識することが不可欠である。自分が負っている役割や，薬物使用がそのような役割に及ぼした影響を確認することによって，クライエントは飲酒や薬物使用が自分の人生にどのような影響を与えたのかを認識しはじめる。

具体的な目標

クライエントが，自分自身のさまざまな役割を確認する。
クライエントが，自分の物質使用がそれらの役割にどのような影響を与えてきたのかを認識する。

用意するもの

グループのメンバーおのおのに配布する以下のコピー
- 「私はどんな帽子をかぶっているのか？」のテキスト（P/C/P-10.1）

黒板，または掲示用の図表

セッションの概要

ファシリテーターは役割の概念を説明し，クライエントが現在負っている役割について確認できるように支援する。クライエントは自分の薬物使用がそれらの役割にどのような影響を与えてきたかを話し合う。

実施にあたって

前回のセッションで，参加者たちは物質使用が他者との関係にどういう影響を与えているのかについて話し合った。人間関係には役割という要素が深くかかわるものだが（子どもの世話をするという親としての役割など），それとは別に，生きていくうえで自分自身の定義づけになるような役割（立場）もある（例えば，「労働者」「学生」「ソフトボールチームの一員」など）。それぞれの役割は，どういう人がそうなれるのかという資格要件や果たすべき役割についての期待を伴う。このセッションでは，役割を果たす際の能力に物質使用が影響を及ぼすことをクライエントが理解するよう援助する。クライエントは，自分が負っている役割が明らかになるような作業を行い，それらの役割を果たすうえで，飲酒や物質使用がどのような困難をもたらしたかを話し合う。

（注意：このセッションでは，人間関係にテーマを絞った前回とは違い，生活のさまざまな場面で期待される機能を果たすクライエントの能力への物質乱用の影響に焦点を当てる。今回は，話題をクライエントの周囲の人々に限定せず，生活環境で自分の立場を定義する多様な要素について話し合う。）

Step 1，2：セッションを開始し，トピックを紹介する

役割について語りながら今日のセッションを始める。上記の説明を参

考に,「役割」という用語が意味することをクライエントが理解できるよう支援する。参加者に「彼はいろいろな帽子をかぶっている」という表現を聞いたことがあるかを尋ねる。これは,人は一日の中でさえいくつかの異なった役割を負って,それぞれの役割の中で機能しているという意味だと説明する。

Step 3：個人の役割を確認する

参加している人たちに人が果たすことのできる役割をいろいろ考え出してもらい,黒板か掲示された図にリストを作る（例,生徒,息子,娘,友人,従業員など）。クライエントが,想像力を働かせていろいろな役割を思いつくように励ます。自分が頼りにされている状況を思い起こすように促すことによって,さまざまな役割について認識できるかもしれない。もうひとつの方法は,さまざまな人間関係における自分の立場を確認して,その関係の中で周りから何をすることを期待されるかを考えることである。それらの関係の中での任務や責任がしばしば役割を決定する。

「私はどんな帽子をかぶっているのか？」のテキスト（P/C/P-10.1）を配る。黒板または掲示された図に挙げられた役割の中から,自分の生活の中で実行しているものを選んでもらう。帽子の絵の下にある下線の上に負っている役割を記入してもらう。その役割は,帽子のデザインに合わせる必要はないことを念のために伝える。この作業のあいだクライエントのあいだを回り,適切な役割または立場を考えつくように必要な援助をする。

Step 4：物質使用が役割にどのような影響を与えているのかについて話し合う

黒板または掲示された図のリストに挙がった役割のいずれもが,物質使用に影響されうることをクライエントに説明する。私たちが,いろい

ろな役割に対する期待に沿えなかったり責任を果たせなかったりすれば，それぞれの役割によってさまざまな影響が生じる。例えば，「従業員」としてのクライエントの役割において，飲酒によって中途退職を繰り返したり身元照会先になってくれる人がいなくなったりという重大な問題を職歴に及ぼしたかもしれない。黒板または掲示した図から2つか3つの役割を選び，物質使用がそれらの役割にどのような影響を与えうるのかを説明する。クライエントが，自分のテキストに記入した役割についての話し合いが進むように支援する。飲酒や薬物使用によって，その役割をうまくやっていく能力がどのように阻害されたのかをクライエントに考えさせる。クライエントに物質使用によってこれまで果たしてきた役割を手放さなければならなくなったかどうか，あるいは将来の新しい役割を始められなくなっていないかどうかを尋ねる。時おり，それまでの話を要約して変化することを意識または意図したクライエントの言葉を繰り返して反射傾聴する。

Step 5：セッションを終了する

簡単に参加者に必要な確認などを行い，今回の要約をする。時が経つにつれてどう役割が変わっていくのかを考えてみると面白いかもしれないと参加者に伝える。自分が負っている役割や自分の言動がその役割にどのような影響を与えたのかについて，時おり再評価するように勧める。

セッションの作業手順

Step 1：セッションを開始し，参加者に必要な確認などをする（約10分）

Step 2：トピックを紹介する：「役割」（約10分）

- クライエントが「役割」という用語を理解するよう助ける。
- 一日のうちに，人々はたくさんの役割の中で機能していることを説明する。
- グループメンバーに「彼は多くの帽子をかぶっている」という言葉を聞いたことがないか尋ねる。

Step 3：個人の役割を確認する（約15分）
- 人が果たすことのできる役割を想像力を最大限に生かして，できるだけ多く思いつくように参加者たちを励まし，考えついた役割のリストを黒板か掲示用の表に書き出す。
- 「私はどんな帽子をかぶっているのか？」のテキスト（P/C/P-10.1）を配る。
- 黒板か表に挙げられた役割を参照しながら，クライエントに自分が現に果たしているいくつかの役割を確認させる。
- それぞれの役割をテキストのそれぞれの帽子の下にある下線の上に書き込むようにクライエントに伝える。
- 記入する役割は帽子のデザインに対応する必要がなく，絵は例にすぎないことを念のために伝える。

Step 4：物質使用が，役割にどう影響するかを話し合う（約20分）
- 物質使用が，自分と他者との関係に影響を与えてきたことを実際に経験したはずだとクライエントに思い出させる。
- 黒板または掲示した表に挙げられた役割のどれもが，物質使用の影響を受ける可能性があると説明する。
- 例として，黒板や掲示物から2つか3つの役割を選び，物質使用がそれらの役割にどう影響を与えうるか指摘する。
- クライエントが，自分のテキストに記入した役割について話し合うよう促す。

- 参加者に物質使用によって今までに果たしてきた役割がだめになったことがあるかどうか，将来の新しい役割の開始が妨害される恐れがあるかどうかを尋ねる。

Step 5：セッションを終了する（約 10 分）
- 参加者に簡単に必要な確認などを行う。
- クライエントからの発言，特に動機づけに関するものおよび変化する意向や関心についての表明に焦点を当ててセッションを要約する。
- 自分が負っている役割について，また自分の言動が役割に及ぼしている影響について時おり再評価するようクライエントに勧める。

テキスト　P/C/P-10.1

私はどんな帽子をかぶっているのか？

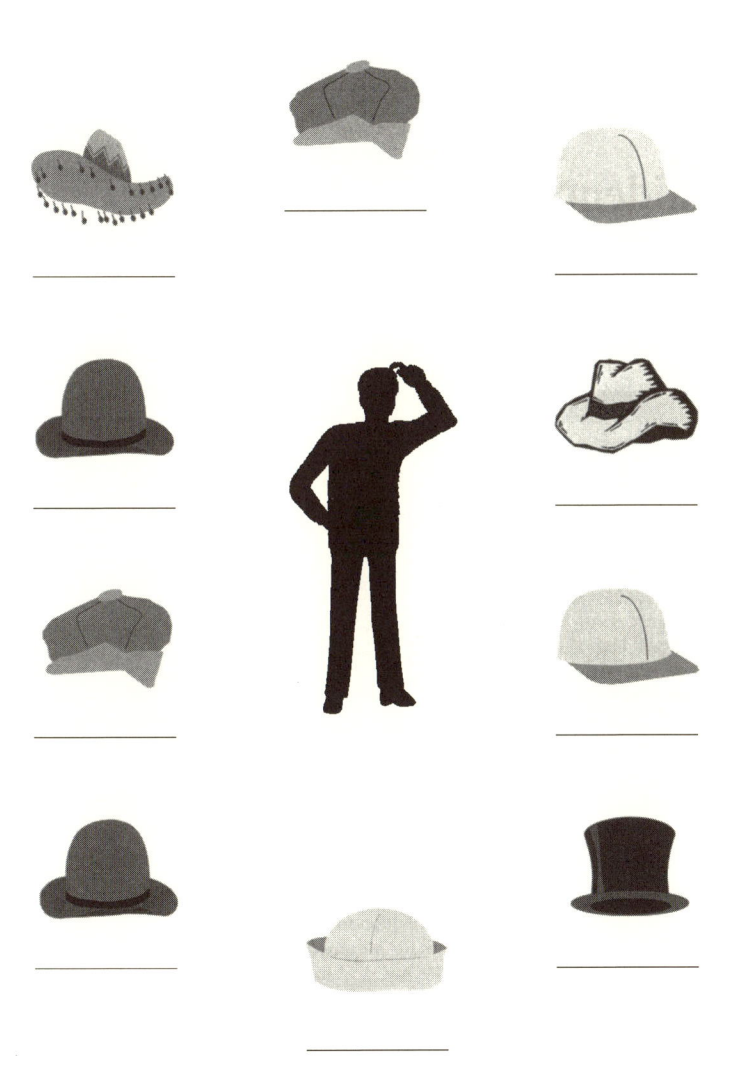

| P/C/P セッション 11 | 自信と誘惑 |

変化プロセスの目標：自己効力感

原理

　自己効力感を得るには，望ましい行動をとるために必要な手順をすべて踏まえて進んでいけるという自信を持つ必要がある。このセッションの狙いは，どのような状況でクライエントが最も物質使用の誘惑にかられるのかを確認したうえで，そのような場面で物質の使用をしない自信がどれくらいあるかを自己査定し，その自信を強化するように支援することである。

具体的な目標

　クライエントは，自分が最も物質使用の誘惑にかられる状況を確認する。
　誘惑にかられる状況で物質使用をしないというクライエントの自信を査定する。
　クライエントは，誘惑にかられる気持ちも自信も強くなったり弱くなったりするということの意味を話し合う。

用意するもの

グループのメンバーおのおのに配布する以下のコピー
- 「私が最も誘惑されるときは……」のテキスト（P/C/P-11.1）
- 「私が最も辛いときは……」のテキスト（P/C/P-11.2）

セッションの概要

クライエントが，どのような状況で自分が最も物質を使いたくなるのかを確認し，そのような状況で使用しない自信がどれくらいあるのかを自己査定する。

実施にあたって

このセッションでは，クライエントは最も誘惑にかられるのはどのようなときなのかを特定し，次に最も使わない自信のあるのはどのようなときかを確認する。それから，この2種類の場面を比較する。

Step 1，2：セッションを開始し，テーマを紹介する

参加者に必要な確認を行い，誘惑と自信の概念を説明しながらテーマを紹介する。クライエントに，今日は危険度の高い状況を想定して，そのようなときに「物質を使いたい」という誘惑がどれくらい強いのか，またそのようなときに使用しないでいられる自信がどれくらいあるのかを自己評価しようと伝える。

Step 3：誘因を特定する

「私が最も誘惑されるときは……」のテキスト（P/C/P-11.1）を配布

する。「私がそれぞれの項目を声に出して読むので，自分がアルコールや他の薬物を使いたい誘惑を強く感じる状況の横の空欄に印を付けるように」とクライエントに説明する。当てはまる状況が多ければ，いくつでも必要なだけ印を付けるように伝える。記入が終わったらおのおのの縦の欄で印の数を合計し，一番下の線の上に印の数を記入する。

Step 4：誘因を分類して説明する

クライエントが記入を終えたら，人が最も再発の誘惑にかられやすい場面は4つに分類できることを説明する。それは，否定的な情緒の状態にあるとき，身体的な問題があるとき，社会的な圧迫感（プレッシャー）があるとき，強い飲酒欲求が生じたときの4つである[16, 33]。テキストの縦の欄は，それぞれがその4つの分類のひとつを表している。

クライエントには，「一番多く印を付けた欄が，あなたが飲酒や薬物使用に最もかられる分類である」ことを伝える。「私が最も辛いときは……」のテキスト（P/C/P-11.2）を配布し，参加者が読解しようとする間に記載された種類ごとの説明を読み上げる。この作業にどのように取り組んだかについての話し合いが進むような支援をする。使用に駆り立てる誘因について何か驚くような発見があっただろうか。

Step 5：自信のある状況を特定する

誘因を描写したテキストを使った作業が，もうひとつ残っていると告げる。誘惑は大きな要素ではあるが，全体像から見れば一部分にすぎないと説明する。もうひとつの重要な点は，それぞれの状況での自信の程度である。縦の欄の一番下に，そのような状況でアルコールや薬物を使わない自信がどの程度なのかという質問がある。質問の下にある尺度の片方の端には「まったく自信がない」，もう片方には「とても自信がある」という記述がある。クライエントにそれぞれの分類された状況で物質を使わない自信がどれだけあるか，それを最も的確に表す場所に印を

Step 6：誘惑と自信を比較する

クライエントが記入を終えたら，まずおのおのの縦の欄を見てその分類ごとに誘惑の程度について考え，次に同じ分類をされた状況での自信の程度を見るように指示する。クライエントがあまり誘惑にかられず，強い自信をもっている状況がいくつかあることだろう。そのような状況は，そのクライエントにとってはあまり心配がいらない。クライエントにとって，誘惑されやすいと同時に自信もあるという状況があるかもしれない。そのような場面ではあまり心配ないかもしれないが，自信についての自己評価が，現実的であるかどうか考えるべきかもしれない。自信を過大に自己評価し，それが問題につながることもあることを説明する。クライエントには，最も誘惑が強く自信が低い状況に最も注意が必要であると伝える。できるだけこのような状況を避ける方法を学び，このような状況が生じたときにアルコールや薬物使用に代わることのできるものを会得することが重要である。

Step 7：セッションを終了する

参加者に手短に必要な確認などを行い，セッションを要約する。自信も誘惑も時とともに変わりやすいことを指摘する。クライエントには，これから2～3週間にわたってさまざまな状況で誘惑と自信を意識し続けてみるよう勧める。誘惑と自信がどのように変化するかを検証するために，ときどき今回の作業を繰り返しやってみるように勧める。

セッションの作業手順

Step 1：セッションを開始し，参加者に必要な確認などを行う（約10分）

Step 2：テーマを紹介する：「自信と誘惑」（約 5 分）
- クライエントに，今回は物質使用の誘惑が起こる状況を確認し，そのような状況でも使用しない自信を自己査定すると説明する。

Step 3：誘因を確認する（約 10 分）
- 「私が最も誘惑されるときは……」のテキスト（P/C/P-11.1）を配布する。
- おのおのの項目を声に出して読む。そのあいだ，クライエントにはアルコールや薬物への誘惑が強く起こる状況の横の欄に印を付けてもらう。
- クライエントに，縦の欄それぞれの印を合計して一番下の下線の上に数を記入するよう指示する。

Step 4：誘因の分類について説明する（約 10 分）
- 物質を使用したいと駆り立てられる状況は，4 つに分類できると説明する。それは，否定的な情緒の状態にあるとき，身体的な問題があるとき，社会的な圧迫感（プレッシャー）があるとき，飲酒または物質使用の強い欲求が生じたときの 4 つである。
- 印を一番多く付けた縦の欄が，アルコールや薬物の誘惑を最も受けやすい分類を示していることをクライエントに伝える。
「私が最も辛いときは……」のテキスト（P/C/P-11.2）を配布し，分類ごとの状況説明文をグループに読み聞かせる。
- クライエントがこの作業にどのように取り組んだかについての話し合いを進める手助けをする（何を学んだだろうか）。

Step 5：場面ごとの自信の状態について確認する（約 10 分）
- 誘惑されがちな状況でのクライエントの自信のレベルも非常に重要であることを説明する。

- テキストの縦の欄ごとに，一番下にそれぞれの状況でアルコールや薬物を使わない自信がどれくらいあるのかを記入する欄があることを指摘する。
- クライエントに，それぞれの分類された状況の下で物質を使わない自信がどれだけあるのかを的確に表す線上の位置に印を付けるように指示する。

Step 6：誘惑と自信を比較する（約10分）
- クライエントにまず，それぞれの欄を見て分類ごとの誘惑のレベルについて考え，次に同じ状況での自信の程度について考えるように指示する。誘惑がとても強く自信があまりない状況に最も注意するよう指摘する。「自信過剰」についても話し合う。

Step 7：セッションを終了する（約5分）
- 活動について話し合う。
- 参加者に必要な確認などを行う。
- これから，次回のセッションまでは一番誘惑されやすく自信がない領域に特に注意を払うようにクライエントに指示する。

テキスト　P/C/P-11.1

私が最も誘惑されるときは……

あなたが最もアルコールや薬物の使用に駆り立てられる状況の空欄に印を付けてください（必要なだけ，いくつでも）。次に，縦の欄の印の数を合計して，その数を下の線上に記入してください。

離脱（禁断）症状があるとき	頭痛があるとき	気分が落ち込んだとき	休みでリラックスしたいとき
＿＿	＿＿	＿＿	＿＿
一杯飲みたい，1回使いたいという衝動を感じるとき	誰かのことを心配しているとき	とても悩んだり心配したりしているとき	人との付き合いの中で，一杯のアルコールや薬物を勧められたとき
＿＿	＿＿	＿＿	＿＿
自分の意志の力を試してみたいと思ったとき	アルコールや薬物を使っている夢を見たとき	ストレスがたまって爆発しそうなとき	飲み屋やパーティーで他の人が飲酒したり，薬物を使用しているのを見たとき
＿＿	＿＿	＿＿	＿＿
体が欲しがるときや渇望のあるとき	体が疲れたとき	すべてが上手くいかないと感じたとき	昔一緒に飲んだり，使った仲間が誘ってきたとき
＿＿	＿＿	＿＿	＿＿
不意にアルコールや薬物に対する渇望や衝動が襲ってきたとき	体の痛みや，ケガのあるとき	怒りで心がムシャクシャしたとき	うれしくて興奮したり他の人とお祝いをしているとき
＿＿	＿＿	＿＿	＿＿

合計：＿＿＿＿＿＿

> テキスト P/C/P-11.2

私が最も辛いときは……

離脱症状に苦しんでいるとき	体に，またはほかに問題があるとき
この分類は，あなたが渇望や強い衝動に駆り立てられているとき，あるいは離脱（禁断）症状があるときの物質使用への誘惑を表している。	この分類は，あなたが体調が悪かったり，頭痛や疲れなど苦痛を感じていたりするときの物質使用への誘惑を表している。
離脱症状には，振戦（しんせん），譫妄（症）（実際にはないものが見える），ほてり，冷汗，悪寒，嘔吐などがある。これらが発症する理由は，アルコールや薬物の使用に慣れていた体が，今度は使わないことに慣れようとするため。	その他にこの分類は，ほかの人のことを心配していたり，飲酒や薬物使用の夢を見たりした場合の物質使用への誘惑も表している。
このような状況で，あなたはアルコールや他の薬物を使わない自信がどれくらいありますか。	このような状況で，あなたはアルコールや他の薬物を使わない自信がどれくらいありますか。
1　　2　　3　　4　　5 まったく自信ない　　　　自信がある	1　　2　　3　　4　　5 まったく自信ない　　　　自信がある
弱気，落ち込み，または不愉快なとき	**付き合いの場面や上機嫌のとき**
この分類は，あなたが感情面で困惑したり，悲しかったり，心配性になったりするときの物質使用への誘惑を表している。	この分類は，あなたが社交的な場面にいたり，友達と暇つぶしに外出しているような場面での物質使用への誘惑を表している。または，以前一緒にアルコールや薬を楽しんだ友達が，まだ同じことを楽しんでいて，酒や薬が回ってハイになって，あなたにも勧めるという場面での，物質使用への誘惑を表している。
その他にこの分類は，何か「ついてない」とき，うまくいかないとき，葛藤を感じてムシャクシャしているとき，怒っているときなどの誘惑も表している。	その他にこの分類は，何か良いことがあってお祝いをしたいとき，ゆったりと何かを楽しみたいときなどの誘惑も表している。
このような状況で，あなたはアルコールや他の薬物を使わない自信がどれくらいありますか。	このような状況で，あなたはアルコールや他の薬物を使わない自信がどれくらいありますか。
1　　2　　3　　4　　5 まったく自信ない　　　　自信がある	1　　2　　3　　4　　5 まったく自信ない　　　　自信がある

P/C/P セッション 12 問題の解決

変化プロセスの目標：自己効力感

原理

自己効力感を得るには，望ましい行動をとるために必要な手順をすべて踏まえて進んで行けるという自信を持つ必要がある。クライエントに問題解決の技法を身につけさせれば，さまざまな状況のもとで，自分の感情，気分，直感だけに基づいて反応することを控え，よく考えて必要な段取りを計画することにつながる。クライエントは，問題解決に成功した経験をすると自己効力感が増大する。

具体的な目標

クライエントが問題をよく考えることを学ぶ。
クライエントが問題解決の例を振り返る。

用意するもの

グループのメンバーおのおのに配布する以下のコピー
- 「問題解決の例題」のテキスト（P/C/P-12.1）
- 「対策を選ぶ：デイブの選択」のテキスト（P/C/P-12.2）

セッションの概要

多様な選択肢の例を出し合ったり（ブレインストーミング），その選択肢の良い面と悪い面を表に書いて比較検討したり，その後に予想される事態の推移を熟考したうえで計画を立ててみることによって，ファシリテーターがクライエントに問題解決の方法を教える。クライエントは，この方法の例を詳しく振り返る。

実施にあたって

物質を乱用する人は，緊張や圧迫を強く感じるような場面で，その場の状況や自分の行動が引き起こしかねない事態をよく考えずに，情動に基づいて反応しがちだと述べることが多い。問題解決の技法を身につけると，クライエントはもっと理にかなった決断ができるようになる。これらの技法は，クライエントがアルコールや薬物を避けるのに役立つだけでなく，人生のさまざまな場面で役に立つであろう。このセッションでクライエントが問題解決のアイデアを思いついたら，ファシリテーターは，そのようなアイデアを強化し，物質を使わないでストレスの多い状況に対応するクライエントの能力への信頼を言明しよう。

Step 1, 2：セッションを開始し，テーマを紹介する

参加者に必要な確認などを簡単に行い，セッションを始める。まず，困難な状況に直面したとき，人は情動や感覚や直感に基づいて反応することが多く，そのような感情を基にした決定は予測できるはずの結果を考慮に入れないもので，その後さらに困った状況を引き起こすことが多いと説明する。問題解決技法を学ぶ利点は，衝動的な行動で単純に反応することを控え，行動する前に論理的，合理的に順を追って考えて良い

決定ができるようになる点である。この点や他の利点をグループで話し合う。以前のセッションで，参加者が完成させた「判断のバランス」の練習（P/C/Pセッション8）を思い出してもらおう。今回も，似たような手法で，問題を解決する方法についての話をすると前置きしよう。

Step 3：選択肢を確認する

「問題解決の例題」のテキスト（P/C/P-12.1）を説明する。初めの例を担当者が声に出して読み，参加者が読解を進める。それから黒板か掲示用の紙に「どうしたらいいでしょうね」と書いて，話し合いを始める。その人がその状況で選択できる方法を，たくさん思いついてほしいと参加者に頼む。参加者が回答すれば，それを黒板に書いていく。「デイブが利用できる交通手段は，いくつか違った方法があるでしょう」（例えばタクシーかバスに乗る，友人に頼む）というように，示唆して参加者の活動を促進する。

クライエントに，「今，完成させたのが問題を解決するためのプロセスの中のブレインストーミングという段階だ」と説明する。ブレインストーミングでは，良し悪しの判断抜きで，可能なことを何も排除せずにできるだけたくさんのアイデアを書き出す。馬鹿げた非現実的な考えが書き出されても，それが刺激になって現実的な考えが浮かぶことがある。集団や二人での対話形式において，ブレインストーミングは役に立つことが多い。ほかの誰かがある考えを口に出すと，それによって考えが突然ひらめくことがある。

Step 4：最良の解決策を選ぶ

問題を解決するプロセスの次のステップを紹介する。今までに出されたそれぞれのアイデアについて，プラスの面とマイナスの面，有利な点と不利な点を書き出して表にする。ここで書き出される，その後に予想される経緯は，本人にかかわることと周囲にかかわることがある。

「対策を選ぶ：デイブの選択」のテキスト（P/C/P-12.2）を配る。表のそれぞれの行をざっと読み，必要があればクライエントに要点を説明する。

最良の解決は最も肯定的（ポジティブ）な結果を伴う選択肢に見つかると説明する。自分たちの生活で選択に迷った場合には，それぞれの選択肢が自分や周囲の人に与える悪い影響を数えあげることによって，欠点の多い選択肢を排除できると説明しよう。

Step 5：セッションを終了する

参加者に必要な確認などを手短に行いセッションを要約する。問題を解決するプロセスは，問題が起こる前に，あらかじめ完了させることさえできると説明しよう。例えば，これから発生しそうな問題について考えて，その問題が起こる前に解決策を思いつくことができる。そのような，前もって「回答」を知っていれば助かるような場面には，どのようなものがあるかを参加者たちに考えてもらおう。これから先の数カ月間に，問題を解決する技法を実際に使い慣れるようにクライエントに勧めよう。

セッションの作業手順

Step 1：セッションを開始し，参加者に必要な確認などを行う（約10分）

Step 2：テーマを紹介する：「問題を解決する」

Step 3：選択肢を確認する（約10分）
- 「問題解決の例題」のテキスト（P/C/P-12.1）を配布する。
- 最初の例を声に出して読む。
- クライエントに選択肢を自由にできるだけ多く考え出してもらう（ブ

レインストーミング）。

Step 4：最良の選択肢を選ぶ（約10分）
- クライエントに「良いことと悪いこと」のリストの作り方を思い出してもらう。
- 「対策を選ぶ：デイブの選択」のテキスト（P/C/P-12.2）を配布する。
- 表を声に出して読み，クライエントと話し合う。
- 最良の選択肢は，自分にとっても周囲の人たちにとっても「良いこと」や肯定的（ポジティブ）な結果を一番多く伴うものであることを説明する。
- 自分や周りの人たちにとって，「良くないこと」や否定的（ネガティブ）な結果をたくさん数えあげることのできるような選択肢は，排除できることを指摘する。

Step 5：セッションを終える（約10分）
- 参加者に手短に確認などを行う。
- セッションを要約する。
- クライエントの問題を解決する方法についてのアイデアを補強して支持する。
- ストレスの多い状況に前向きに対応するクライエントの能力への信頼を言明する。

テキスト P/C/P-12.1

問題解決の例題

例 1
　デイブは火曜の朝に就職活動の面接を控えています。彼は，仕事が見つかるかもしれないという気持ちでうきうきしていますが，交通手段がないのでどうやってそこに行くか心配です。デイブはその町にあまり行ったことがなく，お金もありません。彼は良い印象を与えるために友達からスーツを借りてきました。何とかして今回の仕事に就かないと，月末のいろいろな生活費の支払いさえできません。面接は午前9時に始まります。彼は，慣れない町の中を通り抜けて，行かなければなりません。

彼はどうすればよいでしょうか？

例 2
　マイクはピッツバーグに引っ越してきたばかりで，郵便配達員として雇われて働いています。彼はその仕事が好きでしたが，上司としょっちゅう問題を起こしています。彼は郵便局内で封書や葉書を分類することは得意ですが，時間内に郵便配達の順路を回り終わることができません。どこにどの家があるのかを覚えられず，よく道に迷います。1日遅れで郵便を届け終わるので，その日の郵便を配るのが遅れます。そんなわけで，遅れを取り戻すことができません。金曜に，上司から月曜までに道順を覚えてくること，でなければクビにすると告げられました。

彼はどうすればよいでしょうか？

テキスト P/C/P-12.2

対策を選ぶ：デイブの選択

可能な解決法	肯定的な影響（良い面）	否定的な影響（悪い面）
バスに乗る	1. お金があまりかからない	1. バスが遅れる可能性 2. バスの時刻表を調べなければならない 3. 友達からお金を借りなければならない
タクシーに乗る	1. 早い 2. 運転手が目的地を見つけてくれる	1. お金がたくさんかかる 2. 運転手と世間話をしなければならない 3. 友達からお金を借りなければならない
友達に送ってもらう	1. たぶん無料 2. 行く途中に友達が励ましてくれる	1. ガソリンのお金を払わなければならないだろう 2. 好意に甘えることで，友人に借りができる
歩く	1. 運動になる	1. 行く途中で汗をかく 2. 時間が一番長くかかる

P/C/P セッション 13 目標設定と変化の準備

変化プロセスの目標：自己の解放

原理

自己を解放するには，意思を示して，行動を変えることに取りかからなければならない。このセッションでは，クライエントは自分の物質使用にかかわる目標を設定し，その目標を達成できるような計画を立てるよう求められる。目標について考え，変化のための計画を立てるという作業に取り組むことで，クライエントは自己解放の変化プロセスに取りかかる。

具体的な目標

クライエントは，適切な目標を設定することを学ぶ。
クライエントは，目標を書きとめ，目標を達成するための「変化の計画」を立てる。

用意するもの

グループのメンバーおのおのに配布する以下のコピー
- 「目標設定と変化のための計画（例）」のテキスト（P/C/P-13.1）

- 「私の目標と変化のための計画」のテキスト（P/C/P-13.2）

セッションの概要

ファシリテーターは目標について話し合いを進める。クライエントは，過去にうまく目標を設定し達成できたときのことを考え，そのときに直面した障害について話し合う。参加者は自分の物質使用に関する目標を考え，その目標を達成するための手順を詳しく書いた計画を立てる。

実施にあたって

明確で現実的な目標を設定できるようにクライエントを支援することは，変化を促進する。変化のための計画を立てることで，クライエントが目標達成への決意を固め，目標に向かう手助けとなる。前期のセッションでクライエントは自分の価値観を確認し，物質使用がそれらと矛盾することに気づいた。今回のセッションは，そのときの気づきを活かして，クライエントが自分の物質使用にかかわる目標を明確に認識するように立案されている。

クライエントが前期のステージから準備期へ移行するころの特徴として，物質使用にかかわる目標を設定する心構えができてくる。もっと早い時期のセッションの中で，計画が浮かび始めて，達成の方法について考え始めることも多い。計画を書き出すことや，その計画を実行する際に自分の日常生活において助けてくれそうな人を特定することは，クライエントを助ける。目標を達成するまでにじゃまになりそうな障害を認識し予見することも重要である。目標設定と変化のための計画の作業は，無関心期と関心期のクライエントにも有益であり，準備期のクライエントに最高に有益である。このセッションは，前期のセッションと実

行期，維持期のセッションとの重要な「かけはし」である。

（注：このころまでに，ほとんどのクライエントは目標を設定し自分の物質使用を変化させる計画を作成する用意ができている。とはいえ，完全に断つのではなく，減らすだけの目標しか考えられない場合もある。もし，クライエントが自分の物質使用について何も変えるつもりがないと表明しているならば，彼らの使用について「現状維持」を目標として変化への計画の練習を一通り行うのもよいし，自分が変えたいと思っている何か別の癖や態度ついて変化する計画を立ててみるのもよい。いずれにしても，この作業の目標は，クライエントが実行可能な計画を立て，起こりうる障害を予見し，変化を試みる際に生活環境の中で手助けしてくれる人々を見つける方法を学ぶことである。）

Step 1, 2：セッションを開始し，テーマを紹介する

クライエントに，自分たちの価値観を話し合った以前のセッションを思い出してもらう。そのセッションでは，物質使用の癖が自分の価値観と共存できない点を探った。今では，クライエントは自分の物質使用に関する目標の設定ができる状態になっているように思える。目標は十分に検討して現実的なものにすべきである。現実的な目標とは達成できるものであり，達成するまでの計画がきちんと立てられるようなもののことだと説明しよう。例えば，『私は二度と酒は飲まない』という目標は，クライエントがそれを達成するために実行することのできる計画（例えば AA の会合に参加したり，酒飲み友達に近づかないなど）を伴わない限り現実的ではない。計画が立っていれば，クライエントが障害に打ち勝って変化の試みに成功する見込みが大きくなる。クライエントに，今回のセッションはそのようなプロセスを進める道案内になるはずだと伝える。

Step 3：目標について話し合う

目標についてグループでの話し合いが進みやすくなるような支援をする。初めに，クライエントに過去に自分自身で目標を立てて達成したときのことを話してもらう。過去の成功を思い出すことで，クライエントは将来の目標を達成する能力について自信を深める。クライエントが過去に達成した目標について思い出したあとで，以下のような質問をしてみよう。

- 目標に到達するために，どのような手順や段階を踏みましたか。
- どんな障害に出会いましたか。
- どのようにしてそれらの障害を克服できたのでしょうか。

Step 4：目標と変化の計画の書面を作成する

「目標設定と変化のための計画（例）」のテキスト（P/C/P-13.1）を配る。テキストを読み，どのように完成させるかを1項目ずつ説明する。本書に書かれた変化の計画の例は，担当者がそれぞれの項目を説明する際にヒントになる。

「私の目標と変化のための計画」のテキスト（P/C/P-13.2）を配る。クライエントに一番上の欄に目標を書き，自分の物質使用に関する目標について考えてもらう。どの物質についての計画なのか，どんな変化を達成したいのかを，できるだけ明確に書いてもらう。使用を一度に止めたいクライエントもいれば，減らすことを選ぶクライエントもいるだろう。

目標を選ぶ際，できるだけ現実的であるようクライエントに伝える。あまりに壮大な目標を設定してしまうと失敗しがちであると説明する（無茶な目標を立ててしまったら変化の計画を作っている途中で気づくことが多いので，そのときに目標を修正すればよいと説明しておく）。

低すぎる目標を設定するクライエントもいるかもしれないが，変化の計画を作ったりグループで話し合ったりするうちに修正するだろう。

クライエントが目標を立てたら，それを発表してくれる人はいないか尋ねる。2～3人のクライエントと，欄の残りを見本として実際に完成させて見せる。「どんなふうに，それをやろうと思いますか？」「何が邪魔になりますか？」などの開かれた（「はい」や「いいえ」だけでは答えられない）質問をすることによって，クライエントが計画を具体化させるのを助ける。クライエントの目標と変化の計画を声に出して要約することで，クライエントが決意を固めたり計画の弱点を見つける手がかりとなる。

誰が助けてくれて，何が障害として立ちはだかるのかを考えながら，作業用テキストの残りをクライエントに完成してもらう。クライエントが援助を求めたら，いくつかのアイデアを提供したり，他の参加者にヒントの提供を頼んでもよい。しかし，この作業の目標は，クライエントからアイデアを引き出すことであり，計画を指示することではない。

Step 5：セッションを終了する

今日は，クライエントが非常に重要な作業をこなしたことを祝おう。目標と変化を明記した書面の作成は，変化のプロセスを進む中で極めて重要であると伝える。

新しい行動を試したり，達成しようとしている変化についてよく知るようになるにつれて，計画を修正したくなるかもしれないことを知らせておく。クライエントが計画を実行する際には，担当者や参加者たちが支えになることを改めて確認し，応援しよう。

セッションの作業手順

Step 1：セッションを開始し，必要な確認などを行う（約10分）

Step 2：テーマの紹介：「目標の設定と変化の準備」（約 10 分）

Step 3：目標について討論する（約 10 分）
- 目標についてグループで話し合えるように支援する。
- クライエントに，今までに自分で目標を設定して達成できたときのことを話し合ってもらう。
- 目標に向かっているときにどのような障害にぶつかり，どんな手段を使ったかを尋ねることで，深く話し合えるようにする。

Step 4：目標の声明書と変化の計画を作る（約 20 分）
- 「目標設定と変化のための計画（例）」のテキスト（P/C/P-13.1）と「私の目標と変化のための計画」のテキスト（P/C/P-13.2）を配る。
- クライエントに，自分の物質使用についての目標を考えてテキストの一番上に書いてもらう。
- できるだけ現実的で，クライエントにとってしっかりと意味を持つ目標を設定させる。
- 目標を読み上げて発表してくれる人はいないか尋ねる。
- 2，3人のクライエントに欄の残りを実際に完成してもらって見本にする。
- クライエントの目標と変化の計画を声に出して要約する。
- クライエントに記入用テキストの残りを完成してもらう。

Step 5：セッションを終了する（約 10 分）
- 手短に必要な確認などを行う。
- セッションを要約する。
- クライエントに「必ず前進できる」と確信を持たせる。
- それぞれのクライエントが必ず目標を達成できると，担当者の信頼を表明する。

- 新しい行動を試し，試みている変化についてよくわかってくると，計画の修正をしたくなるかもしれないとクライエントに伝える。

> テキスト P/C/P-13.1

目標設定と変化のための計画（例）

私にとって問題の物質は：
　ここに，あなたに困った問題を引き起こす物質を書きます。

その物質使用について私が変化する目標は：
　それをどのように変えようと計画しているのかを，正確に書いてください。例えば，きっぱり断つことを今は計画していないならば，使用量をどれくらい減らしますか？ 量と計画について具体的に考えてください。ほかの患者さんが書いた例が2つあります：
　「私にとって問題なのはアルコールとコカインです。私はこれらの両方ともやめて，断酒・断薬を続けるつもりです。」
　「私にとって問題になるのはアルコールとマリファナです。私は平日にはまったく飲まず，土日には1日3杯だけ飲む，というところまでアルコールを減らそうと思う。マリファナの使い方を変える計画は今のところない。」

そのための方法，手段は：
　目標を達成するための行動についてできるだけ具体的に書いてください。例えば：
　「アルコールや薬物を使う友達と会わない。飲み屋に行かない。」
　「退屈しないように，使いたくなる衝動を抑える対策としても，運動か何か健康的な活動を計画します。」

途中でどんな邪魔が入るか：
　目標へ向かっているあいだに出くわす障害について予想してください。例えば：
　「さびしくなったり退屈だったりして，昔の友達と一緒に過ごしたくなるかもしれない。」
　「いとこが，楽しく過ごすには（アルコールや薬の）使用が一番だと思っているから，私に使用させようと勧めるかもしれない。」

私を助けてくれそうな人たちは：
　目標へ向かっている間に助けてくれそうな人（あるいはグループ）を書いてください。例えば：
　このセッションのほかの参加者，AA（断酒を進める団体）の友達，佑介とみどり

テキスト P/C/P-13.2

私の目標と変化のための計画

私にとって問題の物質は：

その物質使用について私が変化する目標は：

そのための方法，手段は：

途中でどんな邪魔が入るか：

私を助けてくれそうな人たちは：

P/C/P セッション 14

振り返りとまとめ

原理

このセッションでは，クライエントはこの一連のミーティングの経過を振り返り，行動を変えることへ向けて自分たちが達成した進歩について話し合う。

具体的な目標

クライエントは，グループでこれまでに扱ったテーマを振り返る。
クライエントは，参加者たちがなしえた変化と進歩について話し合う。
クライエントは，まとめの作業をする。

用意するもの

このセッションを始める前に，集団での活動を通してそれぞれのクライエントが達成した成果を書きとめてリストにしたメモカードを用意しておく。
グループのメンバーおのおのに配布する以下のコピー
- 「ふりかえり」のテキスト (P/C/P-14.1)

黒板または掲示用の表

セッションの概要

ファシリテーターは，この一連のミーティングの中で扱ったテーマと技法について振り返る。また，まとめの作業の地ならしとして，グループがどのようにクライエントに影響したか，ミーティングがなくなった後の何週間かの間にどのようなことが起こると思うか，この先どういう方向に進むことができるかについて話し合うように参加者を導く。参加者全員について2～3の例をあげて達成した内容を発表した後で，一人ひとりにカードを渡す。カードには，その人の成果が記入してある。

実施にあたって

健全に関係を終えることが困難な人は多い。治療のために準備された環境は，関係終了の方法を練習するよい機会になる。今日のセッションでは，参加者がグループで経験したことを要約して関係を健全に完結させることを支援する。また，グループで扱ったテーマを一つ一つ振り返る。

Step 1, 2：セッションを開始し，テーマを紹介する

参加者に簡単に確認などを行ってセッションを始める。そしてこれが最後のセッションであることを説明しながらテーマを紹介し，今回は，この一連のグループ・セッションで扱ったテーマをすべて振り返ると説明する。クライエントがこの集団での経験をまとめることを手助けするつもりだと述べる。

Step 3：集団で話し合ったテーマを振り返る

最近のいくつかのセッションでは，とても多くの情報を扱ってきたの

で，これからその内容を復習すると説明する。「ふりかえり」のテキスト（P/C/P-14.1）を配布する。クライエントと対話しながら，いくつかのテーマとそれぞれに対応する質問を声に出して読む。クライエントに，そのテーマについて初めて話し合ったときと今とではどのように自分の答えが違っているかを尋ねる。

Step 4：自分の段階を見極める練習をする

クライエントに，自分のアルコールまたは薬物使用に関して，「前進した」と感じるのか「あまり変わっていない」と感じるのかを考えてもらう。これは発表の必要はなく，心の中で答えればよい。黒板か掲示用の表に変化のステージの図（P/C/P セッション１参照）を描き，それぞれのステージについて簡単に説明する。担当者がクライエントたちの現在の状態を述べるので，その間，参加者には掲示された表のステージ区分を見てもらう。クライエントに，自分たちのステージがこのグループに参加した当初と比べて違っているのかどうかを考えてもらう。これも，発表の必要はなく，心の中で答えればよい。

Step 5：まとめの段取りを支援する

このグループが長い間メンバーに対する支援拠点になってきたことと，もう定期的にグループとして会わなくなるからといって「見捨てられた」と感じるべきではないことを指摘する。クライエントに，生活環境の中にいつでも手の届く支援者または支援拠点が必ずいくつかあることと，すでにこのミーティングの仲間の中にも今後も支援し合える人がいるかもしれないと思い起こさせる。［この場で，地域での命の電話などの緊急支援要請の電話番号を教えたり，物質使用に関する緊急事態での選択肢について話し合ったりすべきかもしれない（不都合がなければこの治療施設の職員に連絡するか，または病院の緊急外来に駆け込むなど）。］

グループで行ってきたことを振り返り，それが自分の生き方にどのように影響してきたのかを理解して，集団による治療を終えるのが有効であると説明する。次のようないくつかの質問で刺激して，このグループに関する話し合いを促進する。一度に質問はひとつずつにして少しずつ進めよう。最初に質問に答えてみせて，まとめの技法の模範を示そう。そして，これらの質問に答える形で参加者に自由に話し合ってもらおう。

- このグループであなたが学んだことを2つ述べなさい。
- グループはあなたの生き方にどのように影響しましたか。
- このグループに参加しているほかの人，少なくとも一人について，何かひとつ良い点（前向きな点，積極的なこと）を述べなさい。
- このグループの活動がなくなった後，あなたにとってこれから何が変わるでしょうか。
- この後，あなたはどういう方向に進みますか。
- ほかに言いたいことを，何でもいいから，どうぞ。

このグループのクライエントのうち何人かは，このマニュアルの後半部分で詳しく述べる実行期または維持期のグループに移る。これからは外の世界で，自分だけでやっていく人もいる。そのようなクライエントにとっては，AAや他の自助グループなど，これから行動を進める際に支援を求めて尋ねていける所を紹介するのが有効であろう。

Step 6：セッションを終了する

セッションを要約し，クライエント一人ひとりに準備していた「短いまとめ」のメモカードを読む（前述「必要なもの」を参照）。例えば，「ボブ，あなたはこのグループの活動を通じて，ご自分の物質乱用について落ち着いて話すことができるようになりました。ご自分の状況について，考えが深くなりました」，あるいは「マリ子さん，あなたの素晴

らしい洞察力のおかげで，グループのほかの人たちが自分の前向きな性格に気づくことができました」といったものである。担当者は，読んだ後にこのメモカードをそれぞれの参加者に渡す。自分の進歩を思い起こさせる記念品として持ち帰ってもらう。それが適切と思われるなら担当者がカードを読むときに，ほかの参加者は拍手などによって互いに祝福するように促してもよい。参加者に最後にもう一度，必要な確認や挨拶をする。

セッションの作業手順

Step 1：セッションを開始し，参加者に必要な確認などをする（約5分）

Step 2：テーマを紹介する：「振り返りとまとめ」（約5分）
- これが最後のセッションなので，このグループでの会合で扱ったテーマをすべて振り返ると説明する。
- グループ活動の中でのクライエントの経験のまとめを，担当者が手助けすると伝える。
  （すなわち「まとめの支援」）

Step 3：集団で話し合ったテーマを振り返る（約15分）
- 「ふりかえり」のテキスト（P/C/P-14.1）を配布する。
- いくつかのテーマとそれぞれの質問を声に出して読む。
- そのようなテーマや質問について，クライエントと話し合う。
- クライエントに，そのテーマについて初めて話し合ったときと今とではどのように自分の答えが違っているかを尋ねる。

Step 4：自分の段階を見極める練習をする（約10分）
- クライエントに，このグループ活動を通して，自分のアルコールまた

は薬物使用に関して前進したと感じるのか，後退したと感じるのか，「あまり変わっていない」と感じるのかを考えてもらう。これは発表の必要はなく，心の中で答えればよい。
- 黒板か掲示用の紙に変化のステージの図を描く。
- それぞれのステージについて要約し，担当者の説明につれて，クライエントに現在のステージを決めさせる。
- グループでこの活動を討論する。

Step 5：まとめの段取りを支援する（約15分）
- 自分の生活の中で支援してくれる人が誰なのかがわかり，このグループの仲間の中にも支援者リストに加わった人がいることだろうと，クライエントに指摘する。
- 支援者がいるのだから，グループが終わるからといって見捨てられたと感じるべきではないことを強調する。
- 地域で緊急支援のできる機関の電話番号を教えたり，緊急事態にクライエントが取れる選択肢について説明する。
- グループがクライエントの生活にどのように影響してきたと思うかについて話し合いを進める（ヒントになるような発言を最初にする）。

Step 6：セッションを終了する（約10分）
- セッションの要約をする。
- クライエント一人ひとりに，それぞれが達成した進歩を確認する。
- 担当者が準備したそれぞれのメモカードを読む（上記「必要なもの」参照）。
- 担当者が読み終わった後，参加者一人ひとりに自分たちが進歩したことを思い起こさせる記念品として持ち帰れるように，メモカードをわたす。
- 参加者に必要な確認や挨拶をする。

> テキスト P/C/P-14.1

ふりかえり

　今までに，このグループで話し合ったテーマは以下のとおりです。詳しく思い出せるように，1つか2つの質問をつけました。その質問へのあなたの回答は，グループ活動を始めたころと比べて変わっていますか。

- 変化のステージ：5つのステージとは何ですか。あなたはどこのステージにいますか。
- ある一日：どのくらいの頻度でどのくらいの量，お酒や薬物を使っていますか。
- アルコールや薬物が身体に与える影響：お酒や薬物はあなたの身体にどのように影響を与えますか。
- 期待：お酒を飲んだり，薬物を使うことでどんなことを期待していますか。そういう期待は現実的ですか。
- 心配する声：あなたがお酒や薬物を使うことについて誰が心配していますか。
- 何が大切か：お酒や薬物を使うことは，あなたが大切にしていることと合っていますか，矛盾していますか。
- 良い面と悪い面：お酒や薬物を使うことの良い面と悪い面はなんですか。その重みを比べてみると，どっちが意味が大きいですか。
- 対人関係：あなたがお酒や薬物を使うことによって人との関係に影響がありますか。
- 役割：お酒や薬物を使うことは，あなたが生活の中で果たしている役割に影響を与えていますか。
- 自信と誘惑：あなたは，どんなときにお酒や薬物を使いたくなりますか。どんなときに使わない自信がありますか。
- 問題の解決：問題解決のためには，どんなことをすればよいですか。
- 目標設定と変化の準備：あなたの目標はなんですか。目標に行き着くまでにジャマになりそうなものはなんですか。

第3部

物質使用を変えようと試みる時期

実行期・維持期（Action-Maintenance：A/M）

テキスト
⌄

- A/M-1.1　変化のステージ **186**
- A/M-1.2　私はどこにいる？ **187**
- A/M-2.1　どんなときに一番使いたくなるのかな？ **194**
- A/M-3.1　瞑想 **204**
- A/M-4.1　成功のごほうび **212**
- A/M-5.1　効果的なコミュニケーション **220**
- A/M-6.1　断る練習 **228**
- A/M-7.1　うまく批判され，批判しよう **235**
- A/M-8.1　よけいな考え **245**
- A/M-9.1　渇望と衝動（欲しくてたまらない気持ち）を自分でなんとかしよう **252**
- A/M-10.1　アルコールや薬を使わない行動 **260**
- A/M-11.1　復習 **266**
- A/M-11.2　私の行動計画 **268**
- A/M-12.1　スリップした後，どうしよう **276**
- A/M-13.1　どこに助けを求める？ **283**
- A/M-14.1　ニーズの点検（何が必要か，何が足りないか） **290**
- A/M-14.2　べんり帳（社会資源案内） **291**
- A/M-15.1　ふりかえり **299**

A/M セッション 1　変化のステージ

変化プロセスの目標：認識を深める

原理

　変化のステージというとらえ方によって，行動の変化を理解し実行しやすくするための包括的な概要を提示することができる。後半の最初のセッションである今回の狙いは，クライエントに「変化のステージ」の基本を理解してもらうこと，さらにこれからすべての参加者に実行してもらうのは対決を避け，共感と尊敬を基本にした治療法であると納得してもらうことである。前半と後半のセッションを一続きに行っているなら，このセッションを省略してもよいが，前半を終了したクライエントに復習の機会として使用してもよい。

具体的な目標

　クライエントは変化のステージモデルを学ぶ。
　クライエントは自らの変化のステージを見定めるための，ステージ分けの演習を行う。

用意するもの

黒板またはフリップ（掲示用の解説図）
チョークあるいはマーカー
グループのメンバーおのおのに配布する以下のコピー
- 「変化のステージ」のテキスト（A/M-1.1）
- 「私はどこにいる？」のテキスト（A/M-1.2）

セッションの概要

ファシリテーター（進行を容易にするための世話人）が行動を変化させるための「動機づけアプローチ」という概念を紹介する。これから参加者全員が用いるこの方法は，共感（感情移入），受け入れ，一人ひとりの違いの尊重を基本にする。物質乱用に対する他のいくつかの治療法とは違い，対決姿勢をきっぱりと排除する。今回のセッションで，グループの運営規則を作り，変化のステージモデルについて話し合う。担当者がおのおののステージのビネット（短い描写）を読み上げ，クライエントたちに，どの描写がどのステージに当てはまるかを考えて答えてもらう。クライエントは，自分がどのステージにいるかを判断するための簡単な作業をする。

実施にあたって

クライエントに，おそらく今までに受けた治療法とかなり違う「動機づけアプローチ」をこのグループで使うと説明する。動機づけという概念を参加者に紹介するにあたって，参加者同士で動機づけの姿勢でかかわり合うように指導しよう。これまでに所属した他の団体とは異質なの

で，このグループ内でのかかわり合い方に慣れるには時間がかかるかもしれないし，最初の何回かのミーティングでは，丁寧に注意を繰り返す必要があるかもしれない。担当者が，模範を示して参加者に見習ってもらうようにしよう。今回は，（自己紹介や規則を決めるなど）管理運営上のことも取り扱う。

Step 1, 2：セッションを開始し，規則を決める

　まず，自己紹介をしてセッションを始める。それからクライエントに自己紹介をしてもらい，このグループを通じて得たいことを一言付け加えてもらう。行動変化のための動機づけアプローチという概念を紹介する。担当者は，ファシリテーターであって，プロセスを実行して前進するにあたっては，参加者が互いに助け合うという大切な役割を果たすのだと説明する。担当者がここにいるのは，参加者が自分自身を理解して，何か変えたいのかどうかを決心することを手助けするためなのだと告げよう。担当者は支援のための知識と技能は持っているが，結局のところ変化を実行するのは参加者自身なのだと念を押すこと。変化する当事者としての責任は参加者自身にあり，担当者は参加者を力づくで無理やり変えようとはしない。クライエント相互の関係でも同じように接してほしいので，「このグループでは，対決を避け，互いに支え合うというかかわり方で，互いの変化を促す」と説明しよう。グループのすべてのメンバーが取るべき態度は，共感（感情移入），受容および相違点の尊重である。ほかの薬物乱用に対する治療方法と異なり，この方法ではきっぱりと対決だけは避けるのだと強調しておく。

　多くのクライエントにとってこれは新しい体験であるから，この方法をどう感じているのかを2，3分話し合ってもらう。対決して脅すような方法よりも感情移入して支える方法のほうが，行動を変えることについては効果があるという研究結果について，担当者が説明するのもよい。

グループが規則を作るのを支援する。必ず以下の項目がすべて含まれるように気を配ろう。

- グループの中で，自分も他のメンバーも大切にする。
- 他の人が話をしている間は，できるだけじゃましたりしゃべったりしない。
- 自分をこき下ろす自虐攻撃や，他人を名指しで悪者扱いするような批判はしない。
- 他のメンバーに対し，敬意を払いつつ良い面や悪い面の指摘を進んで行う。
- 攻撃的あるいは防御的な言葉や行動で反発することなく，他のメンバーからの指摘を進んで聞く。
- グループ内の秘密を守り，外部に漏らさない。

Step 3：クライエントに変化のステージを紹介する

「変化のステージ」のテキスト（A/M-1.1）を配布する。黒板か掲示用の紙にステージの図を描き，クライエントにステージの説明をする。

- 無関心期：無関心期の人は，問題があるという自覚がないか，変化しようと考えたくないかのいずれかである。
- 関心期：関心期にある人は，変化の可能性について積極的に考えている。このステージの人は，いろいろな方法について比較検討しているのだが，現時点では行動を開始する準備ができていない。
- 準備期：準備期にある人は，行動を変え始める決意が固まり，それを言動に表したり，第一歩についての計画を立てたりする。
- 実行期：変化するために何か効果的で意味のある動きを起こしている人は，実行期にあると見なす。実行期にある人は，再発して問題

行動に戻ることを防ぐために工夫をする。
- 維持期：維持期にある人は，成し遂げた変化を固定化して自分のライフスタイルに取り込む。

行動の変化を試みるとき，誰もがこれらのステージを通り過ぎることを説明する。しかしながら，変化に成功し維持するまでには，前のステージに戻ったり，変化のステージを何回か巡り直したりするのも普通のことである。そのような「スリップ」を失敗と考えないで，次に試みるときのための情報と経験を提供してくれる機会ととらえるべきだと説明しよう。

Step 4：自分がどのステージにいるかを判断する演習を行う

次に挙げるビネット（短い描写）を一度にひとつだけ声を出して読む。おのおののシナリオの後，その描写がどの変化のステージにあるかを参加者に尋ねる。必要であればヒントを与え，黒板か掲示用の紙に描かれたステージの図表を参照する。クライエントには，配布済みの「変化のステージ」のテキスト（A/M-1.1）も参照できると説明する。

〈ステージのビネット〉

　ジョセフは，ずっと体重を減らすことを考えている。昔はよく運動をしたのだが，このごろは運動を始めることができない。最近の何週間かで2〜3日は，朝に腹筋運動をしたし，自転車の空気入れは最近自分で手動で行った。また彼は，ウエイトトレーニングをしている友達何人かに，その人たちの日常生活について様子を聞いた。運動をする計画を立ててみたが，今日の昼食後は，計画どおりに運動することなく昼寝をしてしまった。（準備期）

　ジェーンは皆がタバコを止めるようにしつこく言うのでうんざりし

ている。「放っといてくれたらいいのに」と彼女は言う。今年タバコの値段が上がり，日中仕事場でタバコが吸えなくなったうえに，禁煙の圧力が強まって，もうたまらない。喫煙休憩のために外に出て，「タバコを吸えない間は仕事にならないわ。考えるためには，ずっと外に出ていなければいけないようにしておいて，あの人たちは，いったい私にどうやってこの仕事を期限内に仕上げさせようというのかしら」と考える。（無関心期）

マーカスは自信家である。彼はこの2週間一滴も酒を飲まずに過ごしている。彼は，仕事仲間とちょっと遊びに出る場合も，今まで付き合いのなかった酒を飲まない人たちと行動するようになった。そうしたら，彼の上司も違いに気づくほど仕事も向上した。数週間前に自宅のアルコールを全部捨てたときは，決心が続く自信はなかった。仕事帰りの「ハッピーアワー（値引きのある早い時間帯）」に酒場に立ち寄りたい誘惑にかられることもあるが，代わりに夕方には毎日公園でジョギングをしている。（実行期）

マリアは，「カフェインが赤ちゃんにとても有害だ」と書きたてた膨大な資料や記事が本当かどうか疑っている。彼女は，ずっと前から1日に5杯のコーヒーを飲み続けてきたが，これまでは何ともなかったようだ。しかし，妊娠してから眠れなくなったし，コーヒーを1杯でも飲むと腹を壊すようになった。病院で異常に小さな赤ちゃんを何人か見たが，医者はカフェインのせいだと言っていた。彼女は「たぶん，コーヒーを少しは減らした方がいいのかも」と考えている。（関心期）

ポールにとって，2年以上コカインを使わないでいられたことは，まったく意外だった。自分がボランティアをしている施設の子どもた

ちを見ていると，同じころの自分のことを思い出す。コカインにはまっていたのは，ごく最近のことであったような気がする。「やばくない」状態を保つのは大変だが，その努力をするだけの価値はある。「自分や他人にムカついて眠れないなんてことがなくなったし，これは悪くないね」と，最近ある人に話した。（維持期）

Step 5：クライエントの変化のステージを判断する

「私はどこにいる？」のテキスト（A/M-1.2）を配布する。テキストに書いてあるヒントを使いながら，いろいろな変化のステージを決める方法を例示する。最初は，ダイエットや運動などの，あまり深刻でない行動について例を挙げよう。次に，クライエントに自分が優先して取り組むべき問題の乱用物質について考えるように指示する。ヒントを読ませその物質についてどのステージにいるのかを決めさせる。必要があれば，クライエントを手伝う。この演習に対するクライエントの反応を，自由に出し合って話し合いやすくするような支援をする。このグループの半分以上の人は，実行期と維持期にいると説明する。このグループは，物質使用に関して変化の動きを始めた人たちのために設定されていて，その変化をうまく続けるのに役立つ技能を身に付けるのを支援するためのものだと説明する。

Step 6：セッションを終了する

セッションの終わりが近づいたときには，グループのメンバーにセッションが終わる前に話し合ってほしいテーマがないかを確認する。セッションの最後には，その日のグループでの出来事をまとめる。何か見落としはないか，まとめに追加したいことはないかをメンバーに尋ねる。このグループは，メンバーが変化のステージを先に進むことを助けるのが目的であることと，ファシリテーターは薬物やアルコールの問題に関して助言者として利用できるということを強調しておく。それでも，変

わるかどうか最終的に決めるのは各個人である。誰も無理やり何かをさせようとはしないし，変化の責任は彼ら自身にある。

セッションの作業手順

Step 1：セッションを開始する（約 10 分）
- 手短に参加者に自己紹介をする。
- グループのメンバーに，自己紹介とこのグループで得たいもの 1 つを発表させる。

Step 2：グループのルールを作る（約 10 分間）
- 動機づけアプローチについての話し合いを進める。
- クライエントがグループのルールを作るのを援助する。

Step 3：クライエントに変化のステージを紹介する（約 15 分）
- 「変化のステージ」のテキスト（A/M-1.1）を配布する。
- 黒板か掲示用の紙にステージの図表を描き，おのおののステージについて説明する。
- ステージをぐるぐる回って繰り返すのも普通だということと，「スリップ」は失敗ではないことを強調する。

Step 4：自分の今のステージを判断するための演習を行う（約 10 分）
- 声を出して，ひとつのステージについての描写を読む。（「実施にあたって」を参照）
- 読み終わったあと，メンバーにそれぞれの描写がどのステージに当たるのかを考えてもらう。
- それぞれのシナリオについて討議するときには，黒板かフリップに描かれたステージの図を参照する。

Step 5：クライエントの変化のステージを決める（約 20 分）
- 「私はどこにいる？」のテキスト（A/M-1.2）を配布する。
- あまり恐ろしくない問題行動を例に挙げて，ステージの決め方を示す。
- グループのメンバーが自分の変化のステージを決めるのを手伝う。
- 意見を出しやすくする工夫をして，この活動についてのグループの話し合いを進める。

Step 6：セッションを終了する（約 10 分）
- セッションのまとめをする。
- 参加してくれたことを歓迎し支持する。グループのメンバーにいくつか確認をして，終了する。

| テキスト　A/M-1.1 |

変化のステージ

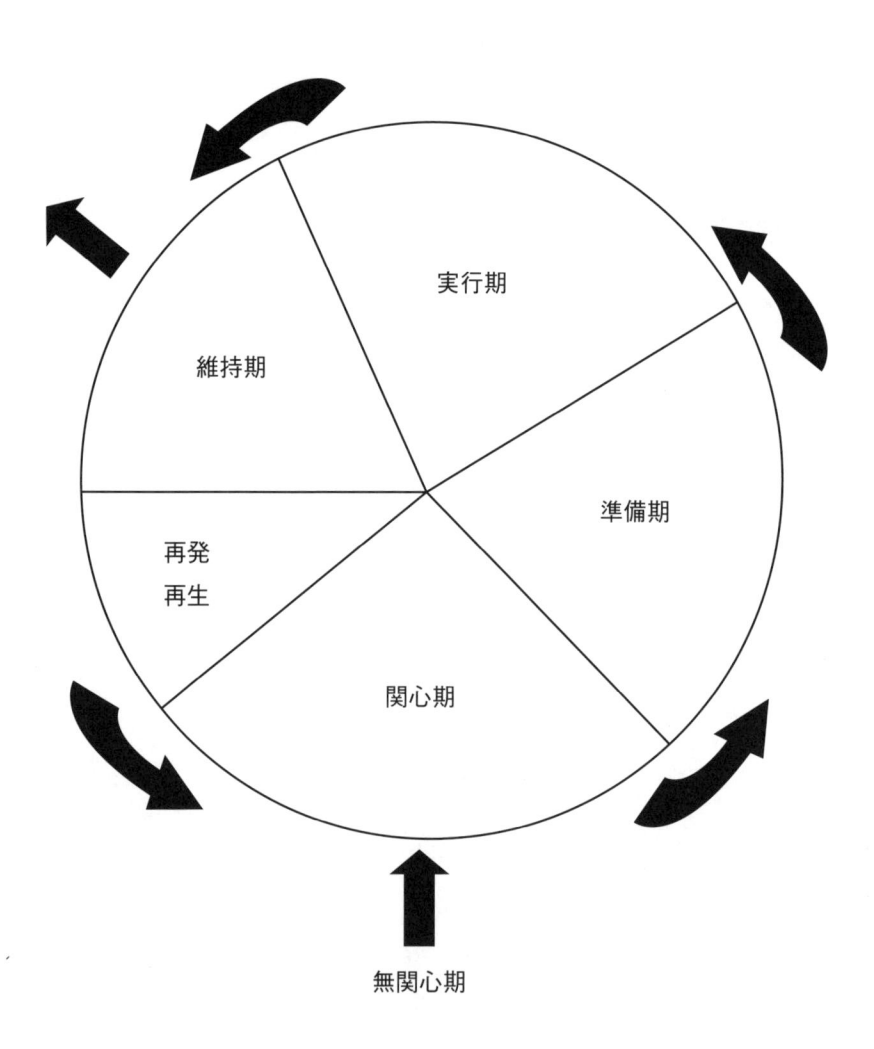

- 実行期
- 維持期
- 準備期
- 再発再生
- 関心期
- 無関心期

テキスト A/M-1.2

私はどこにいる？

Precontemplation
・やめることを考えない
・物事がうまくいっていると感じる
・問題から目をそむける

Contemplation
・やめようと考える
・どのくらい人に迷惑をかけたか考える
・少し変わろうと思う

Preparation
・やめるための計画を立てる
・やめることの利点を考える

Action
・やめる
・誘因を避ける
・誰かに助けを求める

Maintenance
・長い間やめる
・自分自身を受け入れる
・まだ使っている人たちを助ける

A/M セッション 2 「誘因」を明らかにする

変化プロセスの目標：刺激の抑制

原理

刺激を抑制するには，物質使用の誘因を避けるか修正することで，使用する可能性を小さくすることが必要である。今回は，物質使用を避けるための「刺激の抑制」というプロセスの使い方をクライエントに示す最初のセッションになる。それを通じて，クライエントが自身の誘因を特定することと，それらの誘因を避けたり改変したりする計画を作ることを支援する。

具体的な目標

クライエントは，アルコールや薬物使用の「誘因」となる状況や感情を明らかにする。

クライエントは，それらの誘因となる状況を回避するか変化させる適当な方法を生み出す。

用意するもの

グループのメンバーおのおのに配布する以下のコピー

- 「どんなときに一番使いたくなるのかな？」のテキスト（A/M-2.1）

セッションの概要

ファシリテーターは，「誘因」という概念についての話し合いを始める。クライエントは，自身の誘因を特定するための作業を完成させる。参加者は，これらの誘因となる状況をうまく回避するか変化させることができるような方法について話し合う。

実施にあたって

アルコールや薬物を一番使いたくなる（最も使いがちになる）状況を明らかにしておくことは，クライエントにとって役に立つことが多い。通常は，これらのハイリスクな状況で飲酒や薬物使用の衝動が起こるので，前もって心構えをしていなければ，強い衝動を抑えられなくなるであろう。このセッションでは，クライエントが物質を使用したくなる「誘因」を明らかにして，そのようなきっかけを変化させるか回避するにはどうしたらよいのかを考える支援をしよう。オープンエンドな(「はい」「いいえ」だけでは答えられない) 質問をして，クライエントが誘因および物質使用の代わりになる具体的な選択肢を思いついたら強化しよう。特に，変化しようという意思が表明されれば，しっかり耳を傾けて，グループ全体のものになるように反射的傾聴で強化しよう。

Step 1, 2：セッションを開始し，テーマを紹介する

手短に参加者に確認などを行い，変化のステージを復習した後，「誘因」という概念を紹介する。怒りや不安や，酒を飲むようにという社会の圧力といったハイリスクな状況に直面すると，うまく適した対処行動

をとれる場合もあるが，対処できないこともある。そのような誘惑的な状況で，再使用してしまう可能性が最も高い[33]。そのような最もありがちな再使用の要因もすべての人にとって誘因になるわけではないと，クライエントに説明する。クライエントにとって重要なのは，使用したいという誘因が最も強烈な状況において，誘惑に打ち勝てるような対処能力を伸ばしておくことである。このような話題で話が進みやすくなるように，参加者にアルコールや薬物に最も誘惑されるときについて考えてもらい，どのようなときなのかを話してもらう。

Step 3：誘因を特定するための作業を完成させる

「どんなときに一番使いたくなるのかな？」のテキスト（A/M-2.1）を配布する。指示を読んだ後，それぞれ当てはまる状況の具体例を挙げながらカテゴリーを声に出して読む。アルコールや薬を一番使いたくなる場面を丸で囲むようにクライエントに指示し，カテゴリーの横の余白は，具体的な例を書き込むのに使ってよいと伝える。

Step 4：誘因となる状況を回避したり変化させる方法を話し合う

誘因となる状況を回避したり変化させることが，アルコールや薬物を使わないでい続けるのに役立つことを説明する。その方法として，次のような例を挙げよう。

1. 飲酒や薬物使用を思い起こさせるような物を家から取り去ってしまう。
2. 他の人がアルコールや薬物使用を勧めているような場所には行かない。
3. アルコールや薬物を使わないのだと思い起こさせるような物を，家や職場でいろいろ置いておく。
4. アルコールや薬物を使うことにつながるような人々とはあまりか

かわらないようにする。

クライエントに，誘因となる状況を回避したり変化させられるような方法について考えるよう促しながら，話し合いを促進する。話し合いながら，クライエントに自分が最も誘惑されるカテゴリーへの対処法の提案を書いてもらう。以下のように質問すれば，テキストに書いてある4つのカテゴリーすべてについての話し合いが進むであろう。

- 体の痛みがあるときに最も誘惑されるのならば，その状況を避けたり変えたりするには，どんな方法が考えられますか。
- 嫌な気分や落ち込んでいるときに最も誘惑されるのならば，その状況を変えたり避けたりするには，どんな方法が考えられますか。
- 周りからの影響，嬉しいとき，お祝いの場などで最も誘惑されるのなら，その状況を変えたり避けたりするには，どうすればよいでしょうか。
- 渇望や衝動によって誘惑されるのならば，そういう状況を変えるために，何ができますか。

Step 5：セッションを終了する

手短に参加者に確認などを行い，今回の内容を要約する。すべて理解したか，何か抜けてしまったかを尋ねる。クライエントが物質使用を避けることに取りかかる際に，自分自身の「誘因」を覚えておくことは非常に重要であり，そのことでより効果的に物質使用を避けることができるということを説明する。参加した意義を確認する。

セッションの作業手順

Step 1：セッションを開始する（約10分）
- 参加者に必要な確認などを行う。
- 簡単に変化のステージの復習をする。

Step 2：セッションのテーマを紹介する：「誘因を明らかにする」（約15分）
- 物質使用の「誘因」という概念について話し合う。
- 参加者に，自分が最も薬物またはアルコールを使用したくなるような状況の例を挙げてもらう。

Step 3：誘因を特定するための作業を完成させる（約10分）
- 「どんなときに一番使いたくなるのかな？」のテキスト（A/M-2.1）を配布する。
- 指示を読んだ後，カテゴリーごとの説明を声に出して読み，それぞれの例を挙げる。
- クライエントに，自分が最も物質を使用したくなる状況を一番的確に表したカテゴリーに丸を付けてもらう。
- クライエントに，最も誘惑されるカテゴリーの横の空欄に，その具体的な状況を書いてもらう。

Step 4：誘因となる状況を回避したり変えたりする方法を議論する（約15分）
- 誘因となる状況を避けたり変化させたりする方法の例を挙げる。
- そういう方法について，参加者の話し合いを促進する。
- 話し合いを進めている間に，個人的に最も誘惑されるカテゴリーに対

する対策の提案を一人ひとりに自分で書いてもらう。

Step 5：セッションを終了する（約 10 分）
- セッションを要約する。
- 参加者に必要な確認などを行う。

> テキスト A/M-2.1

どんなときに一番使いたくなるのかな？

アルコールやその他の薬物を本当に使いたくなるのはどのようなときなのかを知っておけば，役に立つことでしょう。前もってそういう「誘因」となる状況がわかっていれば，そういう場面に行き当たったときに，それを避けたり変えたりできる可能性が大きくなります。次の文を完成させるのに，最も適当な状態に丸を付けてください。

私が最も飲みたく（使いたく）なるのは，＿＿＿＿＿＿＿＿＿＿＿＿＿ときです。

<u>気分（感情）が悪い</u>：　　　　　　　　　　<u>避けるための方法</u>
例えば：
・怒っている
・落ち込んでいる

<u>体に苦痛がある</u>：　　　　　　　　　　　　<u>避けるための方法</u>
例えば：
・どこか痛い
・疲れている

<u>社交的なまたは楽しかったりお祝いの</u>：　　<u>避けるための方法</u>
以下の例を含む：
・パーティーの
・嬉しかったり，興奮している

<u>離脱（禁断）症状の</u>：　　　　　　　　　　<u>避けるための方法</u>
以下の例を含む：
・ほしくて我慢できない
・離脱症状の

A/M セッション 3　ストレス制御

変化プロセスの目標：抗条件づけ

原理

　そそのかされやすいきっかけを避けることも変えることも困難な場合に，クライエントにとって効果的な手段は，きっかけに対する自分の反応を変えることである。この「抗条件づけ」という変化プロセスとは，不健康な行動を健康な行動で置き換えるものである。
　このセッションは，抗条件づけを用いて物質使用を避ける方法をクライエントに教える手始めとなる。今回のグループ活動は，リラクゼーション技術を用いて，習慣的な不健康な行動を適切で健康な行動に置き換える方法をクライエントが学べるように考案した。

具体的な目標

　クライエントは，緊張の多い状況下で，身体や行動がどのような影響を受けるかを理解する。
　クライエントは，アルコールや薬物の使用の引き金になるストレスを打ち消す技術を学ぶ。
　クライエントはリラクゼーション技法を練習する。

用意するもの

グループのメンバーおのおのに配る以下のコピー
- 「瞑想」の自習用テキスト（A/M-3.1）

セッションの概要

クライエントは，緊張の高い状況にいるうちに言動が影響を受けたという事例を話し合う。ファシリテーターはリラクゼーションの概念（ストレスへの対処方法）を説明する。

2種類のリラクゼーション法を参加者に指導し，持ち帰るための瞑想のテキストを配布する。

実施にあたって

今日のセッションでは，どのような状況で体や心にストレスの兆候が現れるのかを話し合ったり，リラクゼーション技法を練習したりしながら，ストレスについてもっと詳しくクライエントが見つめ直すように支援する。

Step 1, 2：セッションを開始し，テーマを紹介する

手短に参加者に確認などを行い，ストレス管理の概念を紹介する。渇望を断とうとしても，誘いを断ろうとしても，身体や心や気分がいうことを聞かずにじゃまをすることがあると指摘する。ストレスを感じたときにも，アルコールや他の薬物の使用を避けることは特に難しい。

ストレスが自分の行動に影響を与えるのは，どのようなときなのかをグループに尋ねる。これらの例は，（幸福や誇り，興奮のような）ポジ

ティブな気分や，（怒り，恐れ，悲しみのような）ネガティブな気分を伴うことがある。次に，特に意識しなかったかもしれないが，誰でも今までに一度はストレスを制御したことがあるはずだと強調する。そのような状況の例を挙げ，グループで話し合おう。例えば，侮辱を無視したり，ケンカを避けて立ち去ったり，落ち込んで最悪の気分のときにも起き出したり，腹がたったときに 10 まで数えたなどという例があるだろう。

　生物学によると，生物は同時に 2 つの状態で存在できないとされていると説明しよう。つまり，人はリラックスし平静であると同時にイライラすることはできない。それは身体的に不可能である。それがリラゼーション技法の土台である。身体と心の両方をリラックスさせれば，人々は良くない行動に頼ることなくストレスを制御できる。

Step 3：リラクゼーション台本──パートⅠ「マッスルリラクゼーション（筋肉の緊張を解く）」に沿ってグループを導く

　リラクゼーションは，練習を必要とすることを参加者に指摘する。それは，誰にでも自然に起こるとは限らない。これから行うリラクゼーションエクササイズでは，参加者に眼を閉じていろいろな状況を想像してもらうと説明する。リラクゼーションエクササイズを指導するのが初めてならば，この目的が参加者をリラックスさせることだと覚えておこう。そこで，エクササイズに入ったら，通常より少しゆっくりした自然な声でやわらかに話し，以下の指示に沿って十分に間を取ろう。

　参加者に，自分なりに気持ちの良い姿勢をとって楽に腰かけさせる（眠くなるので，寝転がらないこと！）。眼を閉じて，担当者の声に注意を向けさせる。「マッスルリラクゼーション」台本（199 頁）を声に出してゆっくり読む（配布して読んでもらうのではなく，担当者が台本を音読すべきである）。そうしながら参加者を見回し，リラックスできていないクライエントに特に注意を払う（体の動きや態度で気づくであろ

う）。読み終わったら参加者とこの活動について話し合う。リラックスできただろうか？　エクササイズのあいだ，何か変化があったか（気分や緊張の度合いが変わったか）？　参加者は何か変化を感じただろうか？

Step 4：リラクゼーション台本──パートⅡ「ビー玉と絵の具」に沿ってグループを導く

気持ちがなかなか落ち着かなかったり，きちんと考えることができないときに役立つリラクゼーションエクササイズもあると参加者に伝える。次のエクササイズはこの良い例である。参加者に眼を閉じてもらい，「ビー玉と絵の具」台本（201頁）をゆっくり声に出して読む。読み終えたらグループでこの活動について話し合う。参加者は心の中でビー玉を描くことができただろうか？　気持ちをすっきりさせるのに役立っただろうか？

Step 5：セッションを終了する

ストレスに対処する2つの方法を例示したと指摘する。しかし当然，クライアントが利用できる方法は他にも数多く存在する。例えば瞑想である。瞑想を日常的に行ってリラックスする人もいる。それはマッスルリラクゼーションと似ているのだが，身体と同時に心も落ち着かせることを重視する。瞑想はまた，気をそらすような事柄を払い除けて，はっきりと考えるのに役立つ。「瞑想」のテキスト（A/M-3.1）を配布し，この方法の効果は積み重なっていくことだろうと示唆する。毎日練習することによって，人々はリラックスする技術を磨き，最も困難な状況でさえ落ち着いていられるようになる。

リラクゼーションの方法は，問題を解決できるというわけではなく，ストレスを抑制し，否定的な行動に走るのを避けるためのものだと強調して，セッションを要約する。状況を直視することから逃げるために，

リラクゼーション法を使っては何にもならないと注意しよう。緊張した状況でリラックスすることの良い点は，衝動的で劣悪な選択を免れて合理的な決定ができることである。参加者に必要な確認などを行う。1つの技法を選び，今から次のセッションまでに毎日練習するように勧める。

セッションの作業手順

Step 1：セッションを開始し，参加者に必要な確認などを行う（約10分）

Step 2：テーマを紹介する：「ストレス対処法」（約10分）
- 緊張の高い状況（ポジティブな興奮またはネガティブな怒りや落ち込み）が自分の言動に影響を与えた例を参加者に話してもらう。
- そのような自覚がなかったにせよ，今までにストレスへの対応をうまく処理したことがあれば，参加者にその事例を話してもらって，それについて全体で話し合う。
- ストレスと身体や思考や気分との関係を話し合う。
- リラクゼーションはストレスを制御する方法のひとつであることを説明する。

〈パートⅠ：マッスルリラクゼーション〉
　さて，これから，みなさんの体がゆったりとできるようにしたいと思います。まず，しっかりと呼吸をしてみましょう。長く，ゆっくりと，深く胸いっぱいに息を吸って……止めて……楽にして息を吐きます。もう1回深く息を吸って……止めて……吐きます。しばらく，息をゆっくりするというのを続けてくださいね。
　では，足先からほぐしていきましょうか。つま先がどんな感じなのか，つま先を意識してみてください。足の指の一本一本から力を抜いていきましょう。緩めながら，左足の指から順に数えてみましょう

か。ゆっくりと心の中で数えて，右足までいきますよ。……1……2……3……4……5……6……7……8……9……10（一呼吸おく）。

次は，かかとです。ゆっくり，一方ずつかかとを回します。まず右……そして左。かかとの緊張が消えていくように緩め，床に降ろします。床が足を支えてくれます。持ち上げなくていいですよ。体の重みは床が吸い取ってくれるみたいでしょう。

意識して呼吸してみてください。深く息をして，止めて，吐きます。ふくらはぎはどんな感じですか。ゆっくり左のふくらはぎの力を抜いて……緊張が全部なくなるように。では，右のふくらはぎの力を抜いて……緊張が消えていくと足がどんどん軽く感じます。

ちょっと上に行って，次は太腿です。何か負担がいっぱいかかって重いですか。ゆっくり右の太腿をリラックスさせます……深く息を吸って……吐きます。では，左の太腿をリラックスさせます……足は軽くなっていきます。

では，おなかです。ゆっくりと，おなかの力を抜きましょう……緊張が体から抜けていきます。では，また呼吸をしっかりと，深く息を吸って……止めて……吐きます。息をするたびに胸が動くのがわかりますか。1回息をするごとに緊張が身体から出ていきます。呼吸をした後で胸の筋肉を緩めてください。……ゆっくり息をするのが，少しずつ楽になってくるでしょう。

次は，肩です。……こっていますか。ゆっくりと肩のこわばりをほぐします。左肩を意識して，左の腕を，まるく回してみましょう。……それから右です。腕を意識してみてください。右腕から力を抜き

ます……それから左の腕も緩めましょう……肩が軽くなって,ゆったりしてきたでしょう。

　肘より先の方を意識してみてください。左の腕の先の方の緊張を緩めます。そして,右の前腕もほぐします。緊張をなくしましょう。手首を意識して,ゆっくりと左の手首を回します。次は右です。緊張が手首から抜けていくように。手が軽くなります。脚か床の上に手を置きます。

　次は,手先です。指の一本一本から力を抜いていきます。左手から始めます。次に,右手です。手先が緩んできたでしょう。

　次は,背中です。背中をそらして筋肉を広げて伸ばします……では,体を緩めて,元の姿勢に戻します。ゆっくりと首を回します……もう一度ぐるりと回します。頭が軽くなって,首は緩やかになりました。次は顔です。まず額から。一つ一つの筋肉を緩めていきましょう。……では,ほおも。それから,口。そして,あご。

　胴体はどうでしょうか。もし筋肉が張っていたら緩めましょう。体全体がリラックスして,ストレスは消えました。

〈パートⅡ：ビー玉と絵の具〉
　気持ちをゆっくり落ち着けます……ご自分の心が,大きなガラス瓶だと思ってください。そして,心の中がみーんな見えてきます。今,心の中に浮かんできているいろんな考えは,大きなガラス瓶の中を転がるいろんな色のビー玉です。たくさんのビー玉が瓶の中を,ころころ転がり回っています。いろんな色がいっぱい混じっていて,多すぎてよく見えなくなってしまいそうです。

では，ゆっくりと，少しずつビー玉の動きを止めてください。……さあ，瓶の底にビー玉がみんな止まりました。瓶には，いろんな色のビー玉がいっぱいです。……赤……オレンジ……黄色……緑……青……紫……白……黒……それから，混じった色や中間色のビー玉も。それでは，1つずつ，瓶の外にビー玉を取り出します……一番上のビー玉から始めます。最後の1個まで取り出します。瓶のとなりに置いているかごにビー玉を入れます。瓶が空になったらかごを見てみましょう。

　ビー玉は溶けて混ざり始めました。きれいな，虹のような，いろいろな色の流れが，線が見えてきました。絵の具みたいになったので，色をかき混ぜて，すぐそばを流れている小川にかごから絵の具を流します。虹色の絵の具が水と混じって，薄くなって，流れて行って……見えなくなりました。

　では，心のガラス瓶を見てください。空っぽで，静かに，どっしりと休んでいますね。

Step 3：リラクゼーション台本──パートⅠ「マッスルリラクゼーション」に沿って，グループを指導する（約15〜20分）
- リラクゼーションは練習を必要とすることと，今日は2つのエクササイズをやってみることを伝える。
- 参加者に自分なりに楽なように座ってもらい，眼を閉じて，担当者の声に耳を傾けてもらう。
- ゆっくりパートⅠを声に出して読む。文と文のあいだは，十分に間を置く。
- この活動について話し合う。

Step 4：リラクゼーション台本——パートⅡ「ビー玉と絵の具」に沿って，グループを指導する（約15分）
- クライエントに眼を閉じて担当者の声を聞くように促す。
- ゆっくりパートⅡを声に出して読む。
- この活動について話し合う。

Step 5：セッションを終了する（約10分）
- ストレスを制御するのに「瞑想」というもう１つの方法が使えると説明する。「瞑想」のテキスト（A/M-3.1）を配布する。
- セッションを要約する。
- これらの技法は，考えや気分を制御して本当の意図に沿った行動ができやすくなる効果があるが，問題そのものを解決してくれるわけではないことを強調する。
- クライエントに簡単に確認などを行う。
- ３つのテクニックのうち１つを選んで，次のセッションまでに毎日練習するようにクライエントを促す。

> テキスト　A/M-3.1

瞑想

〈準備〉

　瞑想で，最初にやるべきことは，しっかりと良い姿勢をとることです（瞑想は，心だけでなく身体も鍛えます）。床に座ってもよいです。クッションを使ってもかまいません。足が床に着くようにして，どっしりと椅子に座ってもけっこうです。以下のようにすれば，もっと楽に深く呼吸できるでしょう。

　　・背中をまっすぐ／・肩の力を抜く／・頭は，垂直にまっすぐの状態／・あごを引く／・手は脚の上に軽く載せる／・目は薄く閉じて，何かを見ようとしないで，ぼんやり柔らかくする。

　普通は，1回20分で瞑想を始めます――1日に1回でよいです。可能なら1日に2回でもよいです。通常，心を落ち着けるには15分から20分かかるので，20分から30分くらい続けると効果が最大になります。あまり疲れていないときに，時間を選んで瞑想しましょう。

〈どのようにするのか〉

　おなかに深く息を吸い込むことから始めます（浅く胸に息を吸うことが多いようです。口を閉じて静かに鼻から息を吸い込みます）。おなかが上下するのに気づきます。呼吸を意識しながら静かに座ります（吸って……吐いて……吸って……吐いて）。何かよけいな考えが浮かんで気が散ってきたら（気が散るのが普通なのですが），穏やかにもう一度，呼吸のことを大切に意識しましょう。ほかのことばかり考えてしまうかもしれませんが，自分が集中できないことを気にしてイライラする必要はありません。でも，いろいろなことを深く考え込まないようにしましょう。

　呼吸のことを意識するために，数を数えるのも良い方法です。まず，息を吸って「1」と数えます。それから息を吐いて「2」……吸って「3」……吐いて「4」と数え続けて「10」までいきます。もし数え忘れたり，ほかのことを考えてしまったら，もう一度「1」から始めます。集中できたり気が散ったりするでしょうが，それでいいのです。形を変えながら大空を流れていく雲のように，考えを簡単に行ったり来たりさせていいのです。とらわれて深く考え込まないように。何を考えているのか忘れましょう。それから呼吸を意識して，今の場面に意識を戻します。

　身体を静かに緩やかにしておけば，心が落ち着きやすいはずです。瞑想のあいだはできるだけ動かないで座りましょう。動かないで座っていると，身体のいろいろな部分が痛くなってくるかもしれません。そういう不快感を処理する方法がいくつかあります。まず，「痛いなあ」と思っても，すぐにまた呼吸に意識を戻します（これで痛みが消えることがあります）。それでもだめなら，どんなふうに痛いのかをしばらく自分で観察しましょう。痛む所に息を吸い込むという意識で息を吸って，痛みを十分に感じて様子を見ます。それでも，どうしても不快感が大きくなってきたら，ゆっくりともっと楽になるような姿勢に変えます。

A/M セッション 4 成功のごほうび

変化プロセスの目標：強化子の管理

原理

強化子の管理は，良い行動変化に見返りを与えることを含む。実際の報酬の形をとることもあるが，アルコールや薬物使用を思いとどまるという行動によって何か良いことがあるということもある。今回は，どんなに小さな変化に対しても報酬が与えられることの重要性を強調しながら，強化子管理プロセスを実行し始める。さまざまな報酬がありうると意識することによって，クライエントは変化に向けて前進するごとに見返りを得ることを学ぶ。

具体的な目標

クライエントは，前向きの行動に報酬を与えることの重要性を学ぶ。
クライエントは，最近の自分の成果を確認する。
クライエントは，前向きの行動に対してどのような「ごほうび」を与えるのかについて自由に話し合う。

用意するもの

グループのメンバーおのおのに配布する以下のコピー
- 「成功のごほうび」のテキスト（A/M-4.1）

セッションの概要

担当者が，クライエントは行動変化につながる自分の「小さな」前進に気づきもせず，その見返りを受け取りもしないことが多いと説明し，評価された（強化された）行動は繰り返されやすいと強調する。クライエントは，これまでに成功した体験を思い出して確認することによって，成功を認識する練習をする。そして，行動変化とその維持に向かって前進できた場合に実施できるような「ごほうび」にはどのようなものがあるかを知る。

実施にあたって

クライエントは，行動変化に向けて前進できたことを自分で認識できにくいことが多い。逆に，否定的なことばかり考えたり話したりする傾向にある。物質使用の結果として，おそらく何年ものあいだ，自分を「低く」見続けたことも一因であろうが，多くの一般の人々にとっても自分が成し遂げた成果を認識することは難しい。今日のセッションでは，行動の変化に向けて効果的に前進できたことに気づくことも，「ごほうび」を与えてそのような前進を強化することも重要であると強調しよう。

Step 1, 2：セッションを開始し，テーマを紹介する

参加者に簡単に確認などを行い，どんな行動でもいくつかの小さな過程（ステップ）で成り立つと説明して，テーマを紹介する。例えば食事を作るにも，まず食材を買いに行く必要がある。食料品店へ行き，食材を選び，お金を払い，家に帰り，料理を作るのに必要な手順をいくつか完成させなければならない。たいていは，結果または最終製品（食べる準備のできた食品）だけしか目に入らず，そのような結果をもたらすために行わなければならない途中の過程（食料品店へ行く，食材を買う，説明に従って作るなど）を意識しない。

同じように，アルコールや薬物の使用をやめたクライエントも，物質使用をやめたという最終結果だけを意識して，アルコールや薬物を使わないで済むという結果につながった多くの小さな過程や成果を認識しない傾向があると指摘しよう。

Step 3：最近の成功を明らかにする

クライエントに，これまでの6カ月のあいだに何か成功したことをいくつか思い出して，発言するように促す。成功体験は，ちゃんと行儀よく朝起きるといった「小さな」ものから，他の人がアルコールや薬物の使用をやめようとするのを支援するというような「大きな」ものまであるだろう。担当者は，成功体験をクライエントが話すたびに祝福して，「強化」のしかたの手本を示そう。以下のような質問をしながら，グループで成功体験について話し合おう。

- そういうふうにうまくできて，そのあとで何か良いことがあったり，ほめられたりしましたか。
- もしそうならば，他の人に何かしてもらったのですか。自分から「ごほうび」を自分にあげたり，率先して祝ったりしたのですか。

- もし何も「ごほうび」がなかったのなら，何がじゃまをして，成功しても見返りがもらえなかったのでしょうか。

（注意：何の成功体験も思い浮かばないクライエントに，何とか思いつくように促す必要があるかもしれない。その場合，このグループへの参加，他の参加者の手助け，薬物問題の認識，家から酒や薬物をなくすこと，物質使用を勧める人や「そそられる」場所に近づかなかったことなどが，ヒントになるだろう。）

Step 4：自分への「ごほうび」を考え出す

クライエントが物質使用に関する成果に気づくのは，今までは難しかっただろうと指摘する。まだ途中なので，少しぐらいうまくいったことがあっても「ごほうび」を優先するわけにはいかなかったかもしれない。見返りがあったり，強化されたりした行動は，繰り返され，習慣化されやすいという研究結果を紹介する。アルコールや他の薬物をやめるための行動を続けるうえで，努力に見返りを与えることが大切であることを強調する。

参加者を二人一組に分け「成功のごほうび」のテキスト（A/M-4.1）を配る。ペアで話し合い，できるだけたくさんの「ごほうび」を考え出して書いてもらう（まったく非現実的なものでもかまわない）。誰かにとっては嬉しい「ごほうび」も，別の人には「ごほうび」とは思えないということがあると指摘しよう。また，「ごほうび」には必ずお金がかかるというわけではなく，物が何も要らないこともあることも強調する（夕日を見ながら歩くなど）。周囲から何らかの見返りを得ることが多いということを，参加者に思い起こしてもらうことが重要である。いろいろな方面から受け取る可能性のあるさまざまな報酬について書き出してもらおう。ペアに，例えば以下のようなヒントを与え，見回って必要ならば助言を与える。

- 好きなものを食べる。
- 友達と一緒に過ごす。
- 風呂に入る。
- 映画を見る。
- スポーツや運動をする。
- のんびり本や雑誌を読む。
- 自分にプレゼントを買う。

Step 5：今回の練習について話し合う

全体での話し合いに戻り，テキストに書いた「ごほうび」について各ペアから発表してもらう。クライエントに，他のペアが発表したアイデアの中で，自分でも嬉しい「ごほうび」だと思うものをリストに加えさせる。そういういろいろなアイデアについての話し合いを促進する。

Step 6：セッションを終了する

参加者に必要な確認などを行い，行動変化を起こしたり，変化を維持するごく小さな手順がうまくいった場合でさえ，見返りを受けることが大切であることを強調して，セッションを要約する。物質使用を減らすために，参加者たちは大変な努力をして現状までたどり着いたのだから，十分に「ごほうび」を受けるだけのことがあると指摘しよう。これから先の1カ月間，アルコールや薬物をやめる方向でどんなに小さな手順でもうまくこなせたら，そのたびにリストから3つの報酬を選び実行するように勧める。

セッションの作業手順

Step 1：セッションを開始し，参加者に確認などを行う（約10分）

Step 2：テーマを紹介する：「成功のごほうび」（約5分）
- どんな行動でも小さな手順または段階が積み重なって成り立つことを説明する。
- 最終的な結果ばかりに注目して，それにつながる途中の段階を無視してしまうことが多いと指摘する。
- クライエントの中にも，アルコールや薬物を使わないことだけを気にして，そこにたどり着くまでの小さな段階を意識しない傾向が見られると説明する。

Step 3：最近の成功体験を確認する（約10分）
- クライエントに，最近6カ月間に何かうまくいった例を思い出して発言してもらい，そういう成功体験について話し合う。
- クライエントが成功体験を話したら，担当者は率先して祝福し，強化技法の手本を示そう。
- 成功体験を思い出すことが難しいクライエントを手助けする。
- 成功とその見返りについての話し合いを促す。

Step 4：自分にどのような「ごほうび」を与えられるかを考える（約20分）
- いろいろな成功について気づくことと同時に，その見返りを受けることも大切だと指摘する。
- 見返りを得れば，その行動は繰り返されやすいことを説明する。
- グループを二人組に分ける。
- 「成功のごほうび」のテキスト（A/M-4.1）を配る。
- ペアで，自分への「ごほうび」にはどのようなものがありうるかを考え出してもらう。
- 見返りはお金や物である必要はなく，何が「ごほうび」だと感じるかは人によって違うことと，自分で発案や実行をしてもよいし，他の人

から受けてもよいと強調する。
- 報酬のいくつかの例を与え，ペアを見て回り，必要ならば助言する。

Step 5：今回の活動について話し合う（約 10 分）
- 全体での話し合いに戻る。
- ペアごとに書き出したアイデアを発表して話し合う。
- クライエントがほかの人の発表を聞いて同感できるものがあれば，自分のリストに書き加えてもらう。
- 出揃った「ごほうび」の例について話し合う。

Step 6：セッションを終了する（約 5 分）
- 参加者に手短に必要な確認などをする。
- セッションを要約する。
- クライエントに参加してくれたことをねぎらう。

テキスト　A/M-4.1

成功のごほうび

　お酒を飲まなかったり，薬物を使用しなかったときに，私が自分自身に与える報酬：

A/M セッション 5 効果的なコミュニケーション

変化プロセスの目標：抗条件づけ，強化子の管理

原理

　物質使用への誘因を避けることも変えることも困難な場合に，クライエントにとって効果的な手段のひとつは，きっかけに対する自分の反応を変えることである。この「抗条件づけ」という変化プロセスは，不健康な反応をせずに，代わりに健康な行動をとることである。強化子の管理という変化プロセスには，前向きな行動によって見返りを得ることが必要である。

　このセッションでは，この2つの変化プロセスを合わせて取り上げる。他者と一緒にいるときに，他者がかかわっている誘因を（「刺激の抑制」プロセスの実行などによって）変えることは，クライエントにとって非常に困難であろう。そのような場面では，代わりに抗条件づけを用いて，誘因に対する反応を変えることが有効である。今回は，効果的なコミュニケーション技法を使って，クライエントがそのようにできる方法を身に付けるように援助する。クライエントが効果的なコミュニケーション技法の使用によって良い結果が生まれるという経験をすれば，これから先の人との付き合いにおいて効果的なコミュニケーション技法の使用を常に心がけてくれる可能性が大きくなる。

具体的な目標

クライエントは3つのコミュニケーションのタイプについて学ぶ（受身的，攻撃的，自己主張的）。

クライエントは自分自身が普段どのように人に対応しているのかを自覚する。

クライエントは効果的にコミュニケーションする技法を身に付ける。

用意するもの

黒板か掲示用の紙
グループのメンバーおのおのに配布する以下のコピー
- 「効果的なコミュニケーション」のテキスト（A/M-5.1）

セッションの概要

受身的，攻撃的，自己主張的という3つのコミュニケーションの型についてグループで話し合う。担当者は効果的なコミュニケーションの「コツ」の概略を伝える。メンバーは2人一組に分かれて，受け答えの3つの型をすべて実際に演技してみる。それから3つの型の中で，どれが一番うまくいきそうで健全なのかを話し合う。

実施にあたって

アルコールや薬物を勧められてしまうと再発の危険が高まるということがわかっていても，勧められるような場面に絶対に居合わせないようにするのは難しいであろう。再発をまぬがれるには，クライエントが明

確に自己表現する必要があろう。今日のセッションでは，受身的，攻撃的，自己主張的という3つのコミュニケーションの型の違いについて話し合う。また，効果的なコミュニケーション技法を用いて対応することに役立つ3段階からなる技法をクライエントに教える。

Step 1, 2：セッションを開始し，トピックを紹介する

表現のしかた次第で，相手がどのように答えるのかが決まってしまうことが多いと説明する。コミュニケーションの型を3つに大きく分けて説明する：攻撃的，受身的，自己主張的。

- 受身的にコミュニケーションする人たちは，自分の欲求と他者の欲求が相反しているときには，自分の権利を放棄しがちである。自分の感情を封じ込めて，自分の考えや感情を他者に知られないようにすることが多い。怒ったり恥ずかしかったりして動転してしまっているのに，それを他者に伝えられないような場合も，受身的コミュニケーションのひとつの典型である。そうすると，たいていはぶつかることを避けたいために，ただそのままに従うことになる。
- 攻撃的にコミュニケーションする人たちは自分の権利を守ろうとするが，そのために他者の権利や気分を無視する。短期的に見れば自分の望むものを得ることができるかもしれないが，長期的には攻撃的にふるまえば良くない影響が多い。攻撃的な人々は，他者が何を必要としているのかを無視して，他者を怒らせたり気持ちを傷つけてしまうことが多い。ほかの人がどのようにしたいのかを無視して自分の言い分だけを大声で叫び続けているような場面が，攻撃的な反応のひとつの典型である。
- 自己主張的にコミュニケーションする人たちは，自分が必要とするものを決め，明確に自分の感情や意見を述べ，他者に変えてほしい点を直接要求する。自己主張的な人々は，脅したり，ごり押しした

り，他者を見下げるようなことを言ったりせずにこのことを実行している。他者の気持ちを軽視することなく，自分がどうする必要があるのかを知ってもらうのが，自己主張的な受け答えの例である。

これらのコミュニケーションの方法の型について，それぞれの例を示して黒板か掲示用の紙に書く。誰でも，これらの3つ型のどれも使ったことがあるはずだと説明する。しかし，自己主張的な受け答えが役に立つことが多く，本当に自分の意図することに近いことが伝わりやすく，聞いている人が明確なメッセージを受け取ることができるようだ。

Step 3：クライエントが，自分が他者とどのような型で受け答えをしているかを知る

ほとんどの人が，いつもおよそ同じような自分なりの方法でコミュニケーションをとっていることを指摘する。しかし，これは時によって変わることもある（状況や，相手とのやりとりの具合，気分，身体的な健康状態などにも左右される）。参加者に，普段はどんなふうに人とコミュニケーションをとっていると自分では思っているのかを尋ねる。

「効果的なコミュニケーション」のテキスト（A/M-5.1）を配布する。パートⅠのシナリオを声に出して読む。クライエントに，その場合には自分ならたいていどんな答え方をするのかを尋ね，それぞれの考えについて話し合ってもらう。受身的に反応して，非難されたり，その後でよけいな苦労をすることになったりする人もいるだろう。「ひどい！」とわめき，ほかの人のせいにするという攻撃的な方法で反応する人もいるかもしれない。それでも，断固としてかつ穏やかにその上司に自分はお金を盗んでいないと伝えたり，証明するためのレシートを持っていると説明したりといった，自己主張的な反応をする人もいるかもしれない。

Step 4：自己主張的なコミュニケーションをとるための手法を説明する

 クライアントが効果的な方法でコミュニケーションをとるのに役立つようなコツを，これから教えると告げる。ほかの人の言動に焦点を当てるのではなく，それに対する自分の対応をしっかり考えるのが，自己主張的なコミュニケーションであると指摘する。そのひとつの方法は，「あなた」の代わりに「私」という言葉を使った発言をすることである。「あなた」を使って文章を始めると，相手を非難しがちである。「私」で始めると，自分の言動や考えや感情に責任を持つことにつながる。例えば，「私は，あなたが私の言うことを聞いていないような気がすると，くじけてしまう」と言うのと「あなたは私の言うことをまったく聞いてくれない」と言うのとの違いに気づいてほしい。

 効果的なコミュニケーション技術を使って対応するもうひとつの方法は，3部構成の自己主張的な発言を考えてみることである。相手の言動の描写，自分の感情や反応の説明，自分が望むその後の処置の説明の3過程である。「効果的なコミュニケーション」のテキスト（A/M-5.1）のパートⅡを声に出して読む。それから，パートⅠのシナリオに戻る。トムがどう自己主張的に反応したらよいのか例を挙げる（例えば，「あなたは私がお金をとったと思っているのですね。私は，あなたが信じてくれないので，落ち込んでいます。私が取り扱った領収書と金庫の中身を照らし合わせて調べていただければ，私がお金をとっていないことをわかっていただけると思います」）。

 パートⅢを声に出して読み，自分たちの経験の中から付け加えたい話があるかを尋ねる。

Step 5：セッションを終了する

 効果的なコミュニケーションを行えば，どのような有利なことがある

かを指摘しながらセッションを要約する（例えば，良い結果につながる，尊重してもらえるようになる，主体性や指導力を認めてもらえるなど）。効果的なコミュニケーション技法を使うようにすれば，自分自身を大切にできるだけでなく，交渉の相手を尊敬することにもつながることを参加者に覚えてもらおう。参加者に，ほかに何か言い足りないことなどがないかを尋ね，そのほか必要な確認をし，週に何回か効果的なコミュニケーションを実際に使って練習してみるように勧める。

セッションの作業手順

Step 1：セッションを開始し，参加者に必要な確認などを行う（約10分）

Step 2：セッションのテーマを紹介する：「効果的なコミュニケーション」（約10分）
- コミュニケーションの主な3つの型について説明する。
- 黒板か掲示用の紙にそれぞれの例を記入し，話し合う。
- 受け答えのしかたは，思考や気分を土台にして生まれ，それぞれの対話が何らかの結果を生むことを説明する。

Step 3：クライエントが普段どのような受け答え方をしがちなのかを知る（約10分）
- ほとんどの人々は，自分なりの一定のやり方でコミュニケーションをとるものだが，状況によって変化しうると指摘する。
- 「効果的なコミュニケーション」のテキスト（A/M-5.1）を配布する。
- パートⅠのシナリオを声に出して読む。
- 参加者が普段どのように受け答えをしているのかを話し合ってもらい，受身的，攻撃的，自己主張的な反応の例を示す。

Step 4：効果的にコミュニケーションをとるための手法を説明する（約20分）
- 自分に対する相手の言動に焦点を当てるのではなく，相手の言動に対してどのように自分が対応すべきかをしっかり考えて反応するのが，効果的な受け答え方であると指摘する。
- 自分を表現する発言（「私」が主語）の使い方を説明する。
- 「効果的なコミュニケーション」のパートⅡを声に出して読む。
- パートⅠのシナリオを振り返り，パートⅡの技法を使ってトムがどう自己主張的に反応することができそうなのか，例を示す。
- 「効果的なコミュニケーション」のパートⅢを声に出して読む。

Step 5：セッションを終了する（約10分）
- セッションを要約し，参加者に確認などを行う。
- 参加者に，次のセッションまでのあいだに，1日に何回か実際に効果的なコミュニケーションを行ってみて，練習をするよう勧める。

> テキスト A/M-5.1

効果的なコミュニケーション

パートⅠ：こんなとき，どうしますか。
　トムは，同じ仕事を長いこと続けていて，お金の出し入れも任されています。誰かが，トムが金を盗んでいるといううわさを流し始め，上司の耳にも入りました。上司は，うわさを聞いた翌日，とても腹を立ててトムを大声で怒鳴り，金を盗んだと非難しました。
　さて，あなたがトムならどのように話しますか。

パートⅡ：効果的なコミュニケーションの3つの手順
1. 相手の言動の描写
　　相手が自分にどのようなことを言ったりしたりしているのかを，その相手に伝える。くれぐれも，自分が受け取ったとおりを伝えるだけにして，相手の悪口を言ったり，非難したり，責任を追及したりしないこと。

2. 自分の気持ちや自分への影響の表現
　　相手が言ったりしたりしたことを自分がどう感じているのか，またはそれによって自分にどのような影響があったのかを，その相手に伝える。例えば，「……なので，私は怒っている」など。

3. この後どのようになってほしいのかの説明
　　相手にどうしてほしいのかを伝える。くれぐれも，どのようにしてほしいのかをわかりやすく表現するだけにして，相手をバカにしたり押さえ込んだりする言い方をしないこと。

パートⅢ：効果的に気持ちを伝えるコツ
・はっきりと，しっかりとした声で話す。
・相手の目を見る。
・「私は……です」というように，自分のことをちゃんと表現する。
・うしろめたさや負い目を感じてはいけない。
・相手に別のやり方があるということを示してあげる。
・言い訳やあいまいな表現をしない。
・回りくどく言わず，直接的にはっきり言う。
・「いいえ」の答えをしたいなら，「いいえ」で十分。「いいえ」の理由を説明する必要はない。
・自分のからだの動きや態度がおかしくないか注意しながら話す。

A/M セッション 6 効果的な断り方

変化プロセスの目標：抗条件づけ，強化子の管理

原理

物質使用への誘因を避けることも変えることも困難な場合に，クライエントにとって効果的な手段のひとつは，きっかけに対する自分の反応を変えることである。この「抗条件づけ」という変化プロセスは，不健康な反応をせずに，代わりに健康な行動をとることである。強化子の管理という変化プロセスには，前向きな行動によって見返りを得ることが必要である。

前のセッションと同様に，今回も2つの変化プロセスを同時に運用する。また，前回紹介した有効なコミュニケーションの技法の応用をする。このセッションは断りの技法を使って，アルコールや他の薬物を勧められるという誘引に対する自分の反応を変える方法（抗条件づけ）を，クライエントが学べるように立案した。誘いを断ることに成功することによってクライエントの断る技術は強化され，クライエントがこれから先も断ることができる可能性が高くなる。

具体的な目標

アルコールや薬物を今でも使っていて，自分にも勧めるかもしれない

人のことを，クライエントが思い浮かべる。

クライエントは，勧められた場合に断る技術を練習する。

用意するもの

グループのメンバーおのおのに配布する以下のコピー
- 「断る練習」のテキスト（A/M-6.1）

セッションの概要

担当者は，参加者に自分がアルコールや薬物を使おうという誘いをうまく断ったときのことを思い出してもらう。実際にありそうな誘われ方のパターンをグループで話し合い，書き出す。担当者は，参加者に寸劇（ロールプレイ）をやってもらう。その中で，クライエントが別のクライエントにアルコールや薬物を使わせようとする役を演じてもらう。勧められる側の役の人は，ただ「ノー」と言うだけしか許されない。身振り手振りや話し方を工夫して，拒否することをうまく伝える。

実施にあたって

クライエントと活動する中で，彼らにとって誘いを断るのがどんなに難しいのかを——たとえ練習の場であっても——何度も目にしている。実際，彼らの身振り手振りは，断りたくないという表現になってしまっていることが多い。例えば，肩を丸くして身を引っ込めて，相手の目を見ることもできず，おどおどして自信がなさそうに見える。気まずそうで自信もなさそうなので，口では断っても本気だとは信じてもらえない雰囲気で，しつこく誘うには格好の標的になってしまうようだ。粘り強く責めたてれば，降参させることのできる相手だと見られてしまう。

クライエントにとって，今でもアルコールや薬物を使っていて人にも勧めてくるような人との接触をすべて避けるのは難しいと思われる。そこで，物質使用をきっぱり断つという意志をはっきり伝える技術を身に付けるよう援助することは重要である。今回は，クライエントがアルコールや薬物を勧められたときに，きちんと断る方法に焦点を当てる。うまく断る戦略は，どのようなときに最も誘われやすいのかを把握しておくことと，勧められたときに「ノー」と言う練習をすることである。ずっと前から予想して意識していれば，誘われたときに準備ができている可能性が大きくなる。

Step 1, 2：セッションを開始し，テーマを紹介する

　参加者に必要な確認などを行い，アルコールや薬物を使っている人を避けることが難しいと指摘しながら，テーマを紹介する。今も使っている人が，すでにアルコールや薬物の使用をやめている人に対し，仲間に入るよう誘ってくることが多い。これは，そのように露骨に誘惑されると予期していなければ，クライエントにとって，やっかいでとても心を引かれやすい状況となる。どのようなときに使用の誘いに最も会いそうかを分析して予想し，誘いに対して「ノー」と言う練習をすることは，誘いを断る有用な戦略であると説明する。

Step 3：現在も使っている人を特定する

　参加者に，今でも何かかかわり合いのある人で，アルコールか薬物を使っている人を思い出してもらう。「あなたの家族，友達，同僚，近所の人たちはどうですか？」というようなヒントを出して，今でも使っている人を特定するのを手助けする。こうした関係を取り巻く状況についてグループでの話し合いが進むように促す。他の人が使っているのを見たら「参加」したくなるであろうか。今も使っている人たちは，どのくらいの頻度でクライエントにアルコールや薬物を勧めるのだろうか。こ

うした人間関係の中で，アルコールや薬物を使っている現場を避け続けるのは難しいかもしれないし，使用の誘いをまったく受けないようにすることはもっと難しいかもしれないと説明する。参加者に今までに使用の勧めをうまく断ったことがあるかどうか尋ねる。うまく断ったことがあれば，どのようにしたかを発表してほしいと頼む。

Step 4：使用への誘いを断る練習をする

こうした状況にクライエントが備えるひとつの方法は，実際に起こっているものと仮定して，どのように反応するかを練習することであると説明する。この方法はとても効果的で，ロールプレイと呼ばれている。「役」を演じることで，そういう状況でどう感じるのか，またさまざまな断り方をするときにそれぞれどのように感じるのかを理解することができる。

グループを2人ずつのペアに分け，「断る練習」のテキスト（A/M-6.1）を配布する。おのおのの役割についての指示を声に出して読み，質問があれば答える。二人組のペアにロールプレイを始めさせる。参加者の間を歩きながら，断る側のクライエントは「ノー」という言葉だけで反応していることを確認する。必要に応じて指導をするが，リラックスし，まっすぐ座って，視線を合わせるなど，断る意思をうまく表現する身振りを指摘する。クライエントが声の調子や抑揚にも気をつけるように支援する。ロールプレイは3分間続けてもらう。次に，クライエントに役割を交替させる（最初に誘う役だった人は，次は断る役に，最初に断る役の人は，次は誘う役になる）。先ほどと同じく参加者の間を歩き，指導しながら，2回目のロールプレイを3分間行ってもらう。

Step 5：ロールプレイについて話し合う

ペアでのロールプレイを終えたら，「断る練習」のテキスト（A/M-6.1）の中の話し合いのための質問を用いながら，参加者とこの練習

について話し合う。この断り方は今までの自分たちの（このようなロールプレイ以外での）断り方とどう違うのか。実際に勧められたときに，この練習のとおりにすると，どのような良い点があるのだろうか。この練習のとおりに実行することが，どんなに役立つのかをクライエントに説明する。この方法で成功するごとに，その後の状況でも同じような技法でうまく断れるという自信が増す。

Step 6：セッションを終了する

　この練習は，物質使用の誘いを断ることを効果的に学ぶ方法を示していると説明する。誘いを断ろうとするには理由を言わなければいけないと感じることが多い。私たちは誰でも，誰かに「ノー」と言った後で「なぜ」と問い返され，理由を述べるように求められた経験がある。しかし，元来，相手に理由を述べる必要はない。「ノー」と言うだけで十分である。理由を述べれば，相手に次の一言を言うことを許し，交渉のやりとりを開始できる条件を準備してドアを開けてあげることにしかならない。相手は，私たちに自分の考えを捨てるように仕向けたり，説き伏せようとしたり，反対意見を述べたりする。「ノー」の一言だけであれば，そのような次の一言を入れる隙のないようにドアを閉めておける。権威と自信を持った態度と身振りで話をすれば，クライエントは，たいていすぐに誘いをやめさせることができる。

　手短に参加者に必要な確認などを行い，今回の内容を要約し，クライエントにアルコールや他の薬物への誘いを断ることが，もっと自然に気持ちよくできるようになるように，こうした技術を練習することは役に立つことを伝える。参加者に，使用を断るときには，自身の身振りや手振りにも意識するようにと伝える。

セッションの作業手順

Step 1：セッションを開始する（約 10 分）
- 参加者に手短に確認などをする。
- A/M セッション 5 の自己主張的コミュニケーションを復習する。

Step 2：セッションのテーマを紹介する：「断る技術」（約 10 分）

Step 3：現在も使用している人を特定する（約 10 分）
- 参加者に対して，今も会ったりかかわったりしている人の中で，アルコールか薬物を使っている人を思い出すように促す。
- 話題にのぼる人の本名を言わずに，人間関係を取り巻く状況について全員で話し合うように促す。その人や普段の状況は，誘因としてどれくらい強力なのだろうか。
- 使おうという誘いそのものに出会わないようにするのは，クライエントにとっては無理なことかもしれないと説明する。
- アルコールや他の薬物の使用の誘いをうまく断ったときのことについて尋ねる。

Step 4：誘いを断るために断る技術を使ってみる練習をする（約 10 分）
- ロールプレイの概念を説明する。
- グループを 2 人ずつのペアに分け，「断る練習」のテキスト（A/M-6.1）を配布し，指示を読む。
- 各ペアの一人には，アルコールや薬物を勧める人になってもらう。もう一人には「いいえ」という言葉だけを言って断る役になってもらう。この練習では「ノー」だけが使ってよい言葉である。断るときによく使われる他の単語や文句は使ってはいけない。

- 各ペアで役割を交代させて，ロールプレイを続けてもらう。
- ペアのあいだを歩きながら，「ノー」と言っている側に断る意志をうまくからだで表現する方法を指導する。例えば，クライエントがリラックスして，自信を持った身振り手振り（ボディ・ランゲッジ）を使って，威信を持って話すようにと助言する。

Step 5：ロールプレイについて話し合う（約15分）
- それぞれのペアのロールプレイの体験を発表し合って話し合う。
- 「断る練習」のテキスト（A/M-6.1）に書いてあるヒントを参照しながら，この練習について話し合う。

Step 6：セッションを終了する（約5分）
- 今日の内容を要約する。
- 参加者がこれまでに成し遂げた進歩を確認する。
- 参加者に必要な確認などをする。

テキスト　A/M-6.1

断る練習

みなさんがお酒や薬を勧められたときに，うまく断れるように練習してみましょう。

勧める役の人は，3分間をフルに使って何とか相手にお酒を飲ませようと説得してみてください。からだをたたいたり触ったりというような，力を使うことはやめてください。誘ったり，おだてたり，いろいろな手でお願いしたり，飲まないと悪いと思わせたりしてみてください。何とか相手が飲んでくれるように，何でも言ってみてください。「いいえ」と言われても，それが本気の答えだとは受け取らないで，あきらめないでください。

話し合ってみましょう。
相手の身振り手振り（ボディ・ランゲッジ）は，どんな様子で，何を言いたそうでしたか。
相手のしぐさを見て，本気で「いいえ」と言っているという感じがしましたか。

酒または薬を断る役の人は，3分間で言ってよい言葉は「いいえ」だけです。理由を言ったり，言いわけしたり，説明を加えたりしないでください。よけいなことを言えば，相手はそれに対してもっと強力な反論が言えるようになるので，ほかには何も言ってはいけません。「いいえ」という一言が，理由としても十分です。「いいえ」と言うことが，乱暴だとか失礼だとは限りません。身振り手振りや声の調子をうまく使って，しっかり「いいえ」と言いましょう。

話し合ってみましょう。
「いいえ」と言うのは，どんな気分でしたか。
「いいえ」と言い続けるのは，自分には無理だと感じましたか。
断ろうとしているときに，どんなことを考えていましたか。
そのとき，どんな感情がわいてきましたか。
そのとき，自分の体については，どんな感じでしたか。

A/M セッション 7 上手な批判のしかた，されかた

変化プロセスの目標：抗条件づけ，強化子の管理

原理

このセッションでは，抗条件づけと強化子の管理という2つの変化プロセスを合わせて運用する。他人との対立や争いが，アルコールや他の薬物を使用したくなるもとになることが多く，争いが批判の表明から始まることも多い。このセッションは，クライエントが批判された際に，衝突したり薬物やアルコールを使ったりせずに，適切にうまく批判され，批判する方法を身に付けることを支援する。他者との批判のやりとりの技法をうまく使いこなすことによって，クライエントの対人関係の技術は強化され，今後より適切に批判に対応できるようになるだろう。

具体的な目標

クライエントは，他者から批判されても適切に受け取る方法を学ぶ。
クライエントは，他人に対して効果的に建設的な批判をする技術を学ぶ。

用意するもの

グループのメンバーおのおのに配る以下のコピー
- 「うまく批判され、批判しよう」のテキスト（A/M-7.1）

セッションの概要

批判を表明されると対立が始まることが多く、人との対立は欲求不満や怒りや物質を使いたいという気分のもとになりうるという事実について、クライエントたちで話し合おう。衝突をエスカレートさせないように、批判に適切に対処する方法や、批判を受けた際に効果的に自分の意見を返す方法について、グループで考える。

実施にあたって

対人間の衝突、それによる怒りやマイナスの感情は、再び使用することにつながる危険な状況を引き起こしかねない。このセッションでは、批判の表明に対して、また批判された結果生じる怒りや対立に、上手に対処できるような効果的なコミュニケーションの技術の使用をクライエントが身に付けることを支援する。批判は衝突を引き起こし、良くない不愉快な出来事とみなされることが多い。かかわったすべての人々に何か良い結果をもたらすような建設的な方法で批判や批判への返答をすることを学ぶことが、このセッションの重要な目的である。

Step 1, 2：セッションを開始し、テーマを紹介する

参加者に手短に確認などをする。他人から批判されたり、批判と受け取れる意見を言われたりすることは誰にでもあると指摘しながら、テー

マを紹介する。他者とのかかわりの中で最も難しいことのひとつは，穏やかにそのような意見を受け取ることである。特に，敵意や攻撃性を伴った意見を他人から言われると，自信を傷つけられたり，取り乱したり，怒ったりすることがある。このようなマイナスの気分のせいで，アルコールやその他の薬物を使いたいという強い誘惑を感じる人も少なくない。しかし，批評や意見は，自分自身について，また自分が周囲にどのような影響を与えているのかについて学ぶ貴重な機会になりうる。

Step 3：批判を効果的に受け取る良い方法を，いろいろと考えてみる

以下のような質問をすることによって，批判のしかたについて全体での話し合いが進むようにする。

- 誰かがあなたと対立し，そのことが，かえって場を明るくしたり新しい見通しを開いたりした例を思い出せますか。
- 批判的な発言がされた後，人間関係がどんどん気まずくなっていったことがありましたか。
- 状況が違っていたら，そのことは違った方向に進んだのでしょうか。

効果的に批判を受け取ることができれば，対立を減らし，物質を再び使用する可能性を小さくすることができるとクライエントに示唆する。「うまく批判され，批判しよう」のテキスト（A/M-7.1）を参加者に配る。パートⅠに書かれているヒントを一つ一つ声に出して読み，これらが他者との「まずいかかわり方」を避けるのに役に立つはずだと指摘する。クライエントが思いつく提案を，何でも自由にテキストに書き加えさせる。

Step 4：適切な批判のしかたについて，いろいろと考えてみる

対立を緩めるために誰かに批判的な意見を言う必要のある状況について，どのような場合があるのかを，参加者で話し合う（例えば，もし同僚が仕事をさぼっていたら，あなたが注意しなければならないのではないか，など）。ちゃんと批判をして，その人との関係も正常に保つ効果的な方法があることを，クライエントが理解できるように支援する。実際，場合によっては，適切に建設的に批判すれば関係が強化されることもある。以下のような質問をしながら，グループでの話し合いが進みやすくなるように支援する。

- ほかの人のことが気にさわったりムカついたりしている場合に，建設的に批判する方法を知っていれば，どのような役に立つでしょうか。
- ほかの人の行動や態度のことで，あなたがその人と対立した状況を思い起こせますか。そのやりとりがもとで，どのような結果になりましたか。
- 誰かとちゃんと議論をしなかったことで，状況がより悪くなったことがありますか。
- ほかの人の行動であなたが困っていても，人とそのことを議論しない方がよいときはありますか。

「うまく批判され，批判しよう」のテキスト（A/M-7.1）のパートⅡを読む。これらの提案について話し合ってもらい，建設的な批判をすることについて参加者が思いつく提案を何でも自由に書き出させる。

Step 5：セッションを終了する

参加者に手短に必要な確認などをする。面倒なことになりそうな言い

合いになっている場合に，ほかの人を大切にすることが重要だと強調しながら，セッションを要約する。ここにいるクライエントは，今では適切な批判の授受の技法をよく知っているが，それ以外のほとんどの人たちは対立に悩んでいると強調する。こちら側が発するような適切な批判や批判に対する応答を，ほかからも受けることができると考えるのは非現実的かもしれない。ほかの人との対立の結果として起こる葛藤にうまく対処するために，リラクゼーションテクニックの使用や「冷却」のための時間をとることが有効であると，クライエントは気づくだろう。

セッションの作業手順

Step 1：セッションを開始し，参加者に必要な確認などをする（約10分）

Step 2：テーマを紹介する：「上手な批判のしかた，されかた」（約10分）

Step 3：アドバイスや批判をうまく受け取る方法について考える（約15分）
- 今までの経験の中から，意見や批判にうまく対応できた状況や，批判によって人間関係が悪くなった例について話し合う。
- 批判された場合にうまく対応できるようになれば，争うことを避けたり，物質をまた使ってしまう可能性を減らすことができると説明する。
- 「うまく批判され，批判しよう」のテキスト（A/M-7.1）を配る。
- パートⅠのアドバイスを声に出して読む。
- そのアドバイスについて話し合い，ほかにクライエントが思いつくことがあれば何でも書いてもらう。

Step 4：適切なアドバイスや批判のしかたを考える（約 15 分）
- 誰かと対立してイライラしているときに，アルコールやその他の薬物を使いたい気持ちに駆られがちだと指摘する。
- 上手に批判をして，その人との良い関係を保つ方法があることを説明する。
- 誰かを批判した経験を，全体で話し合う。
- 「うまく批判され，批判しよう」のテキスト（A/M-7.1）のパートⅡの提案を声に出して読む。
- その提案について話し合い，クライエントが思いつくほかの提案を書き出してもらう。

Step 5：セッションを終了する（約 10 分）
- クライエントに手短に必要な確認などをする。
- セッションを要約する。

| テキスト　A/M-7.1

うまく批判され，批判しよう

パートⅠ：誰かから何か対立的なことを言われたとき，その批判がきちんとしたものであっても無茶な言い分であっても，以下のような方法はその状況に対処するのに役に立つでしょう。

- 冷静を保ちましょう。あおられたりあおったりしないこと。──リラクゼーションの技法を使って，意識的にできるだけ落ち着くようにします。もし相手がすごく興奮していて，あなた自身も「どうかしてるかもしれない」と感じたら，落ちついて冷静に考えられる状態になった後に，その問題について話し合いたいということを伝えましょう。
- 聴く：「私はあなたを理解したい」と表現すること。──とりあえず，何も口をはさまずに相手の言い分に耳を傾け，言いたいことを全部言ってもらうようにします。相手の言っていることを「あなたが──と言ったというふうに私は思ったのですが，合っていますか」。こうすると相手の言いたいことがはっきりしますし，あなたがきちんと聴いていることを相手に示すことになります。
- あやまる：誤解を正すこと。──誤解があるのかどうかを確認しましょう。もし，あなたが間違っていたらあやまりましょう。状況によっては，「ものごとを整理して，正常化する」にはどうすればよいのか話し合いましょう。

パートⅡ：相手に対して何か言うとき──以下に挙げたいくつかの方法は，誰かに何か言いにくいことをきちんと言わなければならないときに，役に立つでしょう。

- 落ち着く。──すごく腹が立っているときは，誰かの行動について，その人に面と向かって言うようなことはやめましょう。冷静に落ち着いて，これから先にプラスになるようなことを考えながら言葉を選ぶことができないなら，あとで悔やむようなとんでもないことを言ってしまうことがあります。
- 適切な時間と場所を選ぶ。──どんなときに，どんな場所で話すかをちゃんと考えて決めます。周りに他の人がいるときには，正面から何かを言うのにはふさわしくないことが多いです。誰でも，人の前で批判されるのは嫌ですよね。
- 誤解がないか確認する。──面と向かって話をする前に，誤解がないか確認しましょう。そうすれば，あなた自身が間違っていたら素直に礼儀正しく引きさがることができるし，相手が間違っていれば相手があなたにあやまるチャンスを与えることができます。
- 「あなたのせい」「あなたが悪い」というように責めない。──何も誤解がないのに相手があなたの考えをわかってくれなければ，わかってもらえるように説明しましょう。その場合には，その人の人格ではなくその人の行動について言うようにしなけれ（↗）

| テキスト　A/M-7.1 つづき |

（↘）　ばなりません。
- 「私」という言葉を使う。──「私」を主語にした自己主張的なコミュニケーション技法を使いましょう。必要なことや，他の人の行動の結果あなたに生じてくる問題を，あなたが責任をもって取り上げましょう。

A/M セッション 8 思考の自己管理

変化プロセスの目標：刺激の抑制，抗条件づけ，強化子の管理

原理

　今日のセッションは，薬物使用に向かわせるような考え方を制御して転換する方法をクライエントに教えるために，「刺激の抑制」「抗条件づけ」「強化子の管理」の3つのプロセスを組み合わせる。クライエントは，考えを実行に移す前に考えの進展をやめて方向を変えるために，「誘惑の制御」プロセスを活用できる。クライエントは，不健康な考え方が膨らまないように，健康な物質使用のない考え方と行動で置き換えることで，「抗条件づけ」プロセスを活用する。さらに，物質使用をやめ続けることによって，将来においてクライエントがほかの不健康な兆候のある思考を自己制御しようとする努力を強化できるだろう。

具体的な目標

　クライエントは，いろいろな思考によって飲酒や薬物使用に引きずられるしくみを確認する。
　クライエントは，考え方を自己管理する技法を学ぶ。

用意するもの

グループのメンバーおのおのに配付する以下のコピー
- 「よけいな考え」のテキスト（A/M-8.1）

黒板とチョークまたは掲示用の紙とマーカー
ペンまたは鉛筆

セッションの概要

　担当者は，物質を使ってしまう方向に誘導するような不健康な考えについて，どのようなものがあるかを，参加者が自由に意見を出しつくして話し合えるように支援する。参加者は，一番最近にアルコールや薬物を使用したときのことを考え，使うことを勢いづけてしまった考え方の過程を思い出す。それから，クライエントは不健康な考え方をうまく制御できた過去のことを思い出す。担当者は，思考の制御や方向転換をする方法を参加者が考え出すことを手助けし，その役に立つ方法を提案する。

実施にあたって

　多くのクライエントは，生活の中で思考や認知が果たす役割に気づいていない。思考そのものが刺激として作用することが多いということにも気づいていない。クライエントが不健康な考え方が浮かんだときに気づくようになる手助けをし，その考え方に対処する手立てを提案することによって，刺激の抑制，抗条件づけ，強化子の管理という3つの変化プロセスを活用する支援をする。

　（注意：このセッションの作業は軽いが，実際には内容が濃い。クラ

イエントに深い話し合いをしてもらい，適度に自分たちの経験から提案を加えてもらおう。)

Step 1, 2：セッションを開始し，テーマを紹介する

　思考が決定に重要な役割を演じると説明しながら，セッションを始める。人々は，いつも何か考えているものだが，何を考えているのか自覚しないこともある。薬物使用に向かうような思考が浮かんだときに気づく方法を学ぶことで，参加者は，そのような思考に対してもっと用心し，制御できるようになるであろう。そのような思考を「不適応な」または「不健康な」考え方と呼ぶことが多い。行動の変化は，毎日，次々に決定をすることによって成り立つと見ることができる。つまり，人々は，思考過程のある時点でその考えのとおりに行動するのか消し去るのかを決める。もしも，物質使用に向かいそうな考えが浮かんだと気づけば，実行する決定をする前に不健康な考えをやめることができる。

Step 3：よけいな考えに気づく

　考え方が気分や言動に影響するものだとクライエントに説明する。自分が状況をどのように認識しているのかを，自分で観察することは重要である。私たちは，前向きでなく，否定的な考え方をしてしまうことがある。そのような暗い考え方が働いて，自分自身を大切だと思えなかったり，落ち込んだり，怒ったりしてしまうことがある。クライエントは，このようなマイナス思考に降参して物質を使う方に走るのではなく，そのような思考や気分が生じていると気づいたら，それを「変化させなくては」という合図としてとらえることができるようにすべきである。モンティ，エイブラムス，カッデン，クーニー[42]らは，クライエントが利用できるような，ネガティブな考え方を変えるのに役立つ技法の指針を出している。

　マイナス思考を変える手立ては，およそ以下のようなものである。

- 自分が，否定的な考えをしているときに気づくこと。自分が長年身に付けてしまったマイナス思考のパターンを知ること。そして，それらが始まってしまったら気づくこと。気分が暗くなるのはマイナス思考が始まったしるしかもしれない。例えば，マイナス思考の初期に，そのせいで「うつ」になって気分が落ち込むことがある。
- ネガティブな考えのパターンをやめて，もっと道理にかなった前向きの考えに置き換える。否定的な考え方に立ち向かって，中立か前向きの考えに取って変わるようにする。

Step 4：不適応な考えについて，自由に例を出し合って話し合う

「よけいな考え」のテキスト（A/M-8.1）のコピーを配付する。例として，暑い夏の日について考えてみよう。「とってものどが渇いた」という思考が生じることだろう。その直後に浮かぶのは「今すぐ氷のように冷たいビールが飲めたら最高」という考えではないだろうか。このように思考が進めば，戸外で冷たいビールを飲んだという記憶がよみがえり，強い飲酒要求をもたらすことを指摘する。また，誘因となる状況（パーティー，身体的な痛み，感情の乱れなど）にさらされているときに，不適応な思考が起こりがちである。

参加者に，一番最近に飲酒や薬物使用したときのことを思い出してもらう。そのときは気づいてなかったとしても，薬物を使う方に向かわせる一連の考えがあったことを説明する。不適応な考えに対処する第一歩は，そういう考えが浮かんだ途端に気づくようにすることであると指摘する。クライエントにその状況のことをちょっと考えて，心にどのような考えが浮かんだかを思い出してもらおう。「ばかばかしい。酒でも飲んだほうがましじゃないか」「覚えていろよ。思い知らせてやる」または「私には無理だね。やーめた。薬でハイになろう」などという例が出てくることであろう。

参加者に，このような話をテキストのパートIに書いてもらう。書き終えたら「これらの考えは何だったのだろう。どのくらいの頻度で浮かんできますか」と質問する。そういう考えそのものが，それだけで誘因になることもあるが，そうではなく，他の引き金（気分，友人からのプレッシャー，くせ，日課など）と組み合わさることで逃れられないほどの強い欲求になることがあると指摘する。今までの経験で，ただ考えが浮かんだだけでなくて，考えを行動に「押し出した」決定的な要因は何だったのだろうか。もしも参加者が，以前の自分に浮かんだ考えについて思い出すことが難しいなら，アルコールや薬物の乱用で苦しんでいる人々は，以下のような考えを持ってしまうことが多いと指摘しよう。「私は……だから，この酒を飲む必要があるのだ」「私は……のためにこの薬の刺激が必要」。自分の考えに気づくことができるようになるのがとても大切だと強調する。

Step 5：不適応な思考を制御する方法について自由に意見を出し合う

今までに，あやうく物質使用に誘導しそうな考えを「無視」または「消去」できたときの経験を，しばらくの間，参加者に思い出してもらう。どうやって，そんなことができたのだろう。最高の得策ではない案を実行前に葬り去ることができたのは，なぜだろう。そのような参加者たち自身のアドバイスを黒板や掲示用の紙に書く。

放っておけば膨らんでいって実行してしまうような「自動思考」や有害な思考を制御する多くの方法があるから，その中から自分で一番うまくいく方法を知っておくことはクライエントにとって重要であると説明する。参加者たちと一緒に，考えの方向を変えるための以下の例をよく検討し，黒板または掲示用の紙に書く。

- 「自分の考え方をよく見つめる」：やってしまう前に，ちょっと立ち止まって，自分が何を考えているのかについてよく考える。この

考え方は，面倒なことを引き起こさないだろうか。自分は酒を飲んだり，薬を使ったりすることで何を期待しているのだろうか。それらは現実的な予想だろうか。この行動の後でどんなことになるのだろうか。もしも，別の気分や場所や時でも同じ決定をするだろうか。

- 「声に出して話す」：声に出して言ってみると，その考えが不適応的であったり道理に合わない場合に，そう気づきやすいことがある。
- 動きを開始する前に30分間待つように自分に言い聞かせる。
- 何か，気をそらしたり，まぎらわすことをする。

掲示用の紙に書き出したさまざまなアドバイスについて話し合う。そして，その中からクライエント自身が考えを自己管理するのに役立ちそうな案を，どんなものでも，いくつでも「よけいな考え」のテキスト（A/M-8.1）のパートⅡに書き込んでもらう。

Step 6：セッションを終了する

酔っぱらったり薬の影響を受けたりしない生活を維持するためには，思考が大切だと再度確認しつつセッションを要約する。手短に参加者に必要な確認などを行い，自分の考えに気づくこと，考えを声に出して話すこと，有害な考え方が浮かんだら制御する手段を実践することを勧める。

セッションの作業手順

Step 1：セッションを開始し，参加者に必要な確認などをする（約5分）

Step 2：テーマを紹介する：「思考の自己管理」（約5分）

Step 3：よけいな考えに気づくように，クライエントを支援する（約15分）
- クライエントが状況を認識できる方法について，いろいろ考えて話し合う。
- 何種類かのマイナス思考がこのところ何年にもわたって膨らんでしまったことを指摘する。
- 否定的な考え方をしているときに，それに気づいて別のものと置き換える方法を紹介する。

Step 4：不適応な考え方にはどのようなものがあるのかについて，自由に出し合って話し合う（約15分）
- 「よけいな考え」のテキスト（A/M-8.1）のコピーを配付する。
- 参加者に，最後に物質を使用したときのことを思い出してもらい，その使用を促した考え方がどんなものだったのかを再現してもらう。
- テキストに，自分の，いろいろな「よけいな考え」を書いてもらう。
- 参加者が出した例について話し合う。

Step 5：よけいな考えに対処する方法について，自由に提案し合って話し合う（約15分）
- あやうく物質使用に行きつきそうな考えを「消去」または「無視」したときのことを思い出させる。
- どうやってうまく対処できたのかを話し合い，そのような提案を黒板または掲示用の紙に書く。
- 考え方を変える方法を復習し，黒板または掲示用の紙に書く。
- 考え方に対処する方法として出そろったすべての提案について，話し合う。
- 考え方に対処するのに役に立ちそうな提案をテキストの下の部分に書いてもらう。

Step 6：セッションを終了する（約5分間）

- セッションを要約し，参加者に必要な確認などをする。
- 自分の考えに気づくことと，物質使用に行きつきそうな考え方を自己管理することを実行してみるように，参加者に伝える。

テキスト A/M-8.1

よけいな考え

パートⅠ:「よけいな考え」は，だいたいこんなふうに浮かんできます。

　「酒を飲みたい」「薬を使いたい」という方向に引っ張るような困った考え方には，どのようなものがあるのかを書いてください。

パートⅡ:私にできる「よけいな考え」の自己管理法。

　「よけいな考え」をやめて危ない行動をしないで済むように，私にもできることをいくつか書いてみましょう。

A/M セッション 9 渇望と衝動の自己管理

変化プロセスの目標：刺激の抑制，抗条件づけ，強化子の管理

原理

今回も前回と同じ3つのプロセスを組み合わせているが，今回は衝動や渇望を自覚して，もっと健康的で前向きな考えや行動に置き換える習慣を付けることに役立てる。クライエントは，渇望や衝動のままに行動する前に，それらを制止して方向転換する際に「刺激の抑制」プロセスを活用して誘惑の信号を変えることができる。渇望や衝動を，物質を使わない健康的な考えや行動に置き換えることで，「抗条件づけ」プロセスを役立てる。さらに，物質使用をうまく避けた後の良い経過が，将来にわたって渇望や衝動を自己管理しようとするクライエントの努力を強化するであろう。

具体的な目標

クライエントは渇望や衝動について話し合う。そして両者の違いを見分けることができるようになるであろう。

クライエントは渇望や衝動を，前向きな考えや行動で置き換える方法を学ぶ。

用意するもの

グループのメンバーおのおのに配布する以下のコピー
- 「渇望と衝動（欲しくてたまらない気持ち）を自分でなんとかしよう」のテキスト（A/M-9.1）

ペンと鉛筆

セッションの概要

担当者は，渇望と衝動についての話し合いが進むように援助する。渇望や衝動に気づき，不健康な考え方に対処し，状況を変え，誰かに話すことによって，渇望や衝動を制御する方法を参加者全体で話し合う。参加者は，自分が渇望や衝動にかられた場合にどうするのか，具体的な例を書き出す。

実施にあたって

今日のセッションは渇望と衝動に焦点を当てる。渇望とは，アルコールや薬物の良い効果を味わいたいと切望することで，衝動とは，渇望を満足させたいという瞬間的に起こる感情と考えられる[33]。渇望や衝動と不適応的な考え方の違いに気づくことが重要である。大きな違いとしては，渇望や衝動はほんの短い間に発生するが，不適応的な考え方は長期にわたって強まり持続するものである。不健康な考えは渇望や衝動と同時に起こる場合が多く，そのために対処が一層難しくなるものだとクライエントが理解できるように，このセッションを役立てたい。そのため，渇望と衝動に抵抗するための作業は，不健康な考えへの対応を含んでいる。

（注：ほかのセッションと比べるとこのセッションでの作業は少ないが，前回と同様に非常に濃い内容になりうる。すでに，アルコールその他の薬物の使用をやめたクライエントに関連の深いテーマである。自分自身の経験をみんなと共有できるような，内容の深い話し合いができるように参加者を支援して，やめた後に関連が深い内容であることを強調しよう。）

Step 1, 2：セッションを開始し，テーマを紹介する

以下のことを指摘しながらセッションを始める。

- 渇望や衝動を理解する手がかりは，それらが時間を限った形で発生するということである。それに対して，不健康な考えは長時間続き，長期にわたって強まり続けることがある。
- 渇望や衝動が発生するととても強力なので，発生を自覚したらすぐに対処を始めることが，クライエントにとって非常に重要である。言い換えると，渇望や衝動に抵抗できれば，それらは限られた時間しか続かないので弱まって消えてしまう。
- 不健康な考え方は，誘因にさらされた場合にたびたび起こる。渇望や衝動は不健康な考え方のうしろにひそんでいて，急に姿を現すことが多いと説明しよう。ところが，逆にクライエントたちは渇望や衝動を抱いた結果として不健康な考え方をしてしまうことがある。どちらの場合でも，不健康な考え方は，渇望や衝動への対応をますます難しくする。渇望や衝動についての全体での話し合いが進むように支援する。参加者に，渇望や衝動が起こったときの経験を発表して共有するように促し，渇望や衝動に抵抗しようとしたときに，どのようなことがうまくいき，何がうまくいかなかったかを尋ねる。

Step 3：渇望や衝動を制御する方法を話し合う

「渇望と衝動（欲しくてたまらない気持ち）を自分でなんとかしよう」のテキスト（A/M-9.1）を配布する。もし，クライエントが渇望や衝動が起こり始めてから数分間抵抗することができるなら，アルコールまたは薬物の使用を避けることができる可能性が高いと強調する。抵抗するには，まず渇望や衝動が起こってきたと認めることから始めることが有効だと説明する。そのひとつの方法は，渇望や衝動が起こっていると声に出すことである（前回，不健康な考え方について練習したのと同様）。例えば，クライエントが「今すぐ飲みたくてたまらない」と大声で言ってみることが考えられる。

　そのうえで，渇望や衝動は不適応な考え方を伴うことがあるので，不適応な考え方への対策が重要である。クライエントは，前回のセッションで学んだように（「この考え方は，面倒なことを引き起こさないだろうか」などと）自問することによって対処できる。不適応な考え方を制御するために，使わないことの良い面と飲酒あるいは薬物使用の悪い面を思い出すことも役立つであろうと提案する。以前，何回かにわたってセッションで，クライエントの物質使用について「良いこと」「あまり良くないこと」について話し合ったことを思い出してもらう。

　渇望や衝動に伴いがちな不適応な考え方に取り組むもうひとつの方法は，何か別のことを活発に考えるようにすることである。クライエントに，渇望や衝動にかられたときに考えるようにしたい物質使用を伴わない3つのことを自由に決定してもらう。催しや楽しいこと，人物，場所など，何か自分に特別の意味を持つもので，何でもよい。例えば子どもの誕生かもしれないし，仕事で給料が上がること，昇進すること，愛する人でもよい。自分自身の例をテキストに書いてもらおう（この作業は，抗条件づけの変化プロセスを促進する）。

　渇望や衝動とともに生じる不健康な考え方への，もうひとつの有効な

対策としては，物質にかかわる成功を単に思い出すだけでもよい。物質使用をやめるために取り組んだ小さな一歩について，またはアルコールまたは薬物使用に関して達成できた目標について，クライエントに思い出してもらおう。家から薬物やアルコールをすべて取り去ったことでもよいし，使う量を減らしたことでも，完全にやめた思い出でもよい。クライエントに，テキストに自分の成功についていくつか書いてもらう。

（注：この活動は「強化子の管理」の変化プロセスを促進する。もし，クライエントが成功を思い出すことに困難を感じていたら，このグループに参加していること，この会によく出席していること，このセッションのあいだにほかの参加者と助け合っていることも，「できて当たり前」とはいえないくらい重要な３つの成功だと伝えよう。）

ほかに，渇望や衝動に取り組むための有効な手段としては，状況を変えることと渇望や衝動について他人に話すことである。渇望や衝動を静めることに役立ちそうな行先を３つクライエントに書き出してもらおう。教会に行く，ドライブをする，単に散歩をするなどが考えられる（これは「誘惑の制御」の変化プロセスを促進する）。さらに，クライエントが飲酒や他の薬物の使用に渇望や衝動を感じるときにいつでも話すことができる２人の人物の名前かイニシャルを書いてもらう。

（注：もしクライエントが支援者を思いつくことができないなら，彼らに担当者の名前と他の参加者の名前を書くように提案する。）

Step 4：セッションを終了する

渇望や衝動についての情報を復習し，疑問や問題点が残っていないかどうかなどを参加者に確認しながら，セッションを要約する。もし，参加者が渇望や衝動へのほかの有効な対策を思いついたら，それを説明してもらい，テキストにも書き込んでもらう。渇望や衝動を感じるときは，最も強い誘惑にかられるときであるから，クライエントはできるだけ多くの手段を利用して抵抗すべきだと強調する。

セッションの作業手順

Step 1：セッションを開始し，参加者に手短に確認などを行う（約 10 分）

Step 2：セッションのテーマを紹介する：「渇望と衝動の自己管理」（約 15 分）
- 渇望や衝動を感じた経験についての，参加者全員での話し合いが進むように支援する（何がうまくいくか，何がうまくいかないか）。
- 渇望や衝動と不健康な考え方の間の類似点と相違点について話し合う。

Step 3：渇望や衝動を制御する方法について話し合う（約 20 分）
- 「渇望と衝動（欲しくてたまらない気持ち）を自分でなんとかしよう」のテキスト（A/M-9.1）を配布する。
- 渇望や衝動に気づくことの大切さを説明する。
- 起こりうる不適応な考えへの対策について話し合う。
- 状況を変えたり，その場から離れたり，誰かに話すというような選択肢について話し合う。
- クライエントに，自分自身の方法を，テキストに書いてもらう。

Step 4：セッションを終了する（およそ 10 分）
- セッションを要約し，参加者に必要な確認などをする。
- クライエントに，渇望や衝動に取り組むための他の方法があれば，書き足してもらう。

> テキスト　A/M-9.1

渇望と衝動（欲しくてたまらない気持ち）を自分でなんとかしよう

渇望や衝動に自分で気づこう
　酒や薬物への渇望や衝動を感じている（今すぐ欲しくてたまらない）と，大きな声ではっきり言おう。

よけいな考えを見つける
1. 次のように自分自身に聞いてみよう。
    - 私はどんなことを考えているのでしょうか。
    - そのような考えは，困ったことを引き起こすでしょうか。
    - 飲酒や薬物を使うとき，どんなことを期待しているのでしょうか。
    - その期待は，現実的なものですか。
    - 思ったとおりに行動すると，その後でどんなことになるのでしょうか。
    - もし，今のような気分ではないときや別の場所や時間でも，同じことをしようとするでしょうか。

2. 酒を飲まなかったり薬物を使わなかったりした場合の良い点と，飲んだり使ったりした場合の悪い点を思い出そう。

3. 何かほかのことを考えてみよう。次のようなことを私は考えることができます。

　　　_____　　　_____　　　_____

4. 自分を励まそう。
    - 今までに自分がうまくやったことを全部思い出そう。
    - これまで自分がどれくらい努力を続けてきたのか，そのおかげでどれくらい変わることができたのかを思い出そう。
    - 私がこれまでしてきたことで成功したことは，次のとおりです。

　　　_____　　　_____　　　_____

(↗)

> テキスト　A/M-9.1 つづき

(ↄ) 状況を変えよう
　　・私はその場面から離れたり，ほかのことをしたりすることができます。
　　・次のような場所に私は行くことができます。

　　　──────────　　　──────────　　　──────────

誰かに話す
　　・私は誰かに助けや応援を求めることができます。
　　・私が話すことのできる人は次の人たちです。

　　　──────────　　　──────────　　　──────────

A/M セッション 10 人生を楽しむ新しい方法

変化プロセスの目標：誘惑の制御，抗条件づけ，強化子の管理

原理

このセッションは，これまでのアルコールや薬物の使用とかかわりの深い行動に置き換えるための，新しい健康的な行動をクライエントが身に付けることを支援する。クライエントは，アルコールや薬物の使用と結びついた行動にかかわらないようにするために，「刺激の抑制」の変化プロセスを使うことができる。惑わす行動の代わりに健康的で物質を使わない行動をとる際に，クライエントは「抗条件づけ」の変化プロセスを使う。さらに，物質使用を回避した後の良い経過によって，健康的で物質を使わない活動に参加するクライエントの努力が将来にわたって強化される。

具体的な目標

クライエントは，自分たちが楽しめるアルコールも薬物も使わない活動について気づく。

クライエントは，健康的でない行動をやめて新しい行動をするうえでの潜在的な問題に気づく。

クライエントは，それらの潜在的な問題の解決策を，できるだけたく

さん出して自由に話し合う（ブレインストーミング）。

用意するもの

グループのメンバーおのおのに配布する以下のコピー
- 「アルコールや薬を使わない行動」のテキスト（A/M-10.1）

チョークと黒板，または掲示用の紙とマーカー
ペンまたは鉛筆

セッションの概要

　クライエントは，今まで自分たちがアルコールや薬物を使いながら行ってきたさまざまな行動について，続けてもよいのかどうかを話し合う。物質を使わない行動にはどのようなものがあるのか，それを実行する場合にどのような障害があるのか，そしてその障害をどのように解決できるのかについて，参加者にできるだけたくさんの考えを出して自由に話し合ってもらう（ブレインストーミング）。ブレインストーミングの実施方法は，本書ですでに紹介した。

実施にあたって

　多くの場合，クライエントは彼らの断酒や断薬の結果として，以前のような楽しい時間がなくなってしまったと感じている。アルコールや薬物のない人生は，つまらないと思ってしまう。実際，アルコールや薬物の使用をやめた多くの人々が，新しい生き方は退屈だと言う。物質を乱用して満たされていた以前の日常とのあいだに大きな落差がある。アルコールや薬物が中心になっていた以前の行動の代わりにクライエントが行うことのできる，健康で楽しく，物質を使わない活動が必要とされ

る。これが今日のセッションの中心課題であり，参加者は，自分たちがアルコールや薬物を使わないで楽しむことのできる活動について提案し合って話し合う（ブレインストーミング）。

Step 1, 2：セッションを開始し，テーマを紹介する

参加者に簡単に確認などを行った後で，テーマを紹介する。今までの彼らの行動（ほとんどがアルコールその他の物質使用を伴う）の代わりに行うことのできる，新しくて楽しい行動を身に付けることが重要であると強調する。それまで物質乱用に時間をとられていた人々が，使用をやめた後退屈だと不満を言うことが多いと紹介しよう。クライエントが1日あるいは1週間の中で，どのようなときに退屈さや「いったい私は何をしたらよいのだろう」というような不安定さを感じるのかを特定する話し合いを促す。夕方にそのように感じる人もいるかもしれないし，それまで物質を使う行動でつぶしていた毎週金曜の夜にそういう気分になる人がいるかもしれない。

Step 3：代わりの行動を考えよう

「アルコールや薬を使わない行動」のテキスト（A/M-10.1）を配る。自分が楽しむことのできる，アルコールも薬物も使わない行動について，クライエントに自由に出し合ってもらう（ブレインストーミング）。参加者が現在楽しんでやっていることの例を出してもらい，以前にやっていたことも含めて話し合う。参加者が回答するたびに，その提案を黒板か掲示用の紙に書く。自分たちがアルコールや薬物を使用しながら行っていたことの中で，アルコールや薬物なしでも楽しめるものはあるだろうか。友人と一緒に過ごしたり，テレビでスポーツを観たり，音楽を聴いたりすることが，そのようなことの例として出されるかもしれない。そのほかにやってみたい行動はあるだろうか。全体で，そのことを話し合おう。ここで指摘すべき点は，同じ行動が，ある人にとってはそ

れが再使用への誘惑となり，別の人にとっては退屈しのぎに物質乱用に頼る必要がなくなるような効果の高い強化作用となりうるという点である。テキストの左側の欄（行動の欄）に可能な行動を書いてもらう。

Step 4：潜在的な障害を特定する

クライエントに，これらの活動ができにくいとすれば，どういう原因がありうるのかを考えてもらう。障害となる可能性のあるものの例を説明するために，黒板か掲示された紙に書かれた提案からいくつかを選ぶ。例えば，スポーツをしたいという人にとっての潜在的な問題として，用具（テニスラケット，バスケットボールなど）がないということが考えられる。黒板または掲示された紙の彼らのそれぞれの行動に続けて，このような例を黒板か掲示された紙の，それぞれ関連する行動の隣に書く。クライエントがテキストに書いた行動について，実行するにあたってどのような問題やブレーキをかける要素がありうるのかについて，書き込みながら話し合ってもらう。

Step 5：障害となるものの問題解決

潜在的な問題や困難が実際に現れる前に解決を試みることが，役に立つことが多いと参加者に伝える。黒板か掲示された紙に書いた例を使いながら，じゃまになるものとそれらをどう克服するのかについてクライエントに話し合ってもらう。その内容を黒板か掲示された紙に書いてもらう。クライエントに，自分のテキストに書きこんだ障害物について考えてもらう。これらの障害物について，参加者全員で話し合う。これらの潜在的な障害に，どのように対応すべきかについての全体での話し合いが進むように支援する。クライエントに，一つ一つの潜在的な問題に対して複数の選択肢を書くように促す。

Step 6：セッションを終了する

　手短に参加者に必要な確認を行い，アルコールや薬をやめたからといって人生がつまらなくなるとは限らないと強調しながら，今回の内容を要約する。これまであまりに物質乱用にかかわることで忙しかったために，それをしなくなれば隙間が生まれるのが当然で，そのためにときどき落ち着きをなくしたりつまらなくなったりするのは正常なことだと強調する。参加者に，毎日の動きの中に「代わりの行動」を何か加えるよう求める。今から次のセッションまでのあいだに，少なくとも1つの行動をやってみるよう励ます。

セッションの作業手順

Step 1：セッションを開始し，参加者に確認などを行う（約5分）

Step 2：テーマを紹介する：「人生を楽しむ新しい方法」（約5分）
- 今までの不健康な物質乱用行動の代わりに，新しい楽しい行動を始める重要性を強調する。
- （物質）使用をやめた人の多くが「退屈だ」とか「落ち着かない」と訴えるということを指摘する。
- 1日のうちで，クライエントが特に退屈に感じたり落ち着かなかったりする時間がいつなのかを特定するのに役立つような話し合いが進むように支援する。

Step 3：代わりになる行動を考え出す（約10分）
- 「アルコールや薬を使わない行動」のテキスト（A/M-10.1）を配る。
- かつて，アルコールや薬物を使いながらクライエントが行っていた行動の中で，物質なしでも楽しめるものはあるだろうか。

- アルコールや薬物なしの行動について，参加者全員で自由に考えを出して話し合ってもらう（ブレインストーミング）。
- 例を黒板または掲示用の紙に書く。
- 参加者に，テキストの左端の欄に，可能な行動を書いてもらう。

Step 4：潜在的な障害を知る（約 10 分）
- 参加者に，それらの行動を実行するのを妨げかねないものについて考えてもらう。
- 障害となるものの例について説明するために，行動の例からいくつか選んで，それについての障害の例を黒板または紙に書いて掲示する。
- クライエントに，自分がテキストに書いた行動に関して起こりうる問題について話し合って，書き出してもらう。

Step 5：じゃまなものを解消する（約 15 分）
- 問題が表面化する前に，潜在的な問題を解決しようとすることが役に立つことを強調する。
- 黒板か掲示用の紙に書いた例を使い，解決方法を生み出す方法を示す。
- これらの解決方法を黒板か掲示用の紙に書く。
- 参加者に，実際に自分たちに起こりうる障害について発表し合って，そのような問題に対処して解消する方法について話し合ってもらう。
- 参加者に，それぞれの潜在的な問題に対して複数の対処法を書き取ってもらう。

Step 6：セッションを終了する（約 10 分）
- 参加者に手短に確認などを行う。
- セッションの内容を要約する。
- 今から次のセッションまでのあいだに，今日考えた「代わりの行動」のうち少なくとも 1 つをやってみるように参加者を励ます。

260　第３部　物質使用を変えようと試みる時期

> テキスト　A/M-10.1

アルコールや薬を使わない行動

　私が酒や薬物を使わないで楽しめる行動と，それができにくい理由，できにくい理由を解決するにはどうしたらよいのか，を書いてみます。

行動	できにくいとしたら，なぜ？	解決法

A/M セッション 11 行動計画の策定

変化プロセスの目標：自己の解放

原理

自己の解放は，自分の変化する能力を信じ，その自信を基にして，行動や態度を改める決意を固めて実行に移すことによって成り立つ。このセッションは，クライエントが使い慣れた手法を用いて行動計画を実行に移すことを通じて，自分の人生に効果的な変化をもたらすことができると気づくように考案した。

具体的な目標

クライエントは，アルコールやその他の薬物使用を避けるための技法を復習する。
クライエントに，自分にとって最も効果的な技法や手段を選んでもらう。
クライエントが行動計画を書くのを手助けする。

用意するもの

グループのメンバーおのおのに配布するための以下のコピー

- 「復習」のテキスト（A/M-11.1）
- 「私の行動計画」のテキスト（A/M-11.2）

セッションの概要

担当者は，このグループで学習してきたテーマと手法について，改めて一通り紹介する。

クライエントは，自分が物質使用を避けるために最も効果のある手法をいくつか選び，それらを詳しく自分の「行動計画」のテキストに書く。

実施にあたって

今日のセッションの狙いは，クライエントが最も使いやすいと感じている手段や技術をいくつか組み合わせて，自分に最も適した行動の計画を実際に書きとめることができるように支援することである。クライエントが断酒や断薬を続けていく自分の責任を表現し，自分自身で作った計画のとおりに行うと約束するという，極めて重要な過程となる。また，クライエントには，日常生活の中で大切な人々にこの計画を知らせて認めてもらい，アルコールや薬物を使わないで生き続ける過程で支援してもらうように勧める。

Step 1, 2：セッションを開始し，テーマを紹介する

手短に参加者に確認などを行い，行動計画を作るという考え方を紹介する。人はそれぞれ違うので，すべての技法が参加者全員にとって有効なわけではないことを指摘する。クライエントに，今日のセッションの目的は，これまでのセッションで学んだ技術を用いながら，自分自身に合わせた行動計画を作ることであると伝える。

Step 3：物質使用を避けるための技法や手段を復習する

「復習」（A/M-11.1）のテキストを配る。まず初めに，担当者からこれまでに紹介してきたテーマや技法について，全体を振り返ってみると説明する。参加者と一緒に，それぞれのテーマの大切な点を再確認し，要約しながらパートⅠを全部読む。参加者に，担当者によるテーマの要約で抜け落ちた大事な情報がないかどうかを確認する。

担当者がこれまでに紹介した技術を復習しながら，パートⅡを声に出して読む。この集団療法を始めてから今までにこれらの手段を使った経験を参加者に尋ねながら，話し合いを促進する。このリストに含まれていない方法や，このグループ学習で取り上げなかった方法で，飲酒や薬物使用を避けるために参加者が独自に実行していることがあるだろうか。もしあるなら，それは何だろうか。そのような使える手段を，クライエントにリストの最後に自由に追加して書いてもらう。今日復習している手段や技術は，すべて今までのグループ学習の中で試してみたことがあるはずだと，クライエントにきちんと確認する。

Step 4：行動計画を作る

クライエントに，自分がアルコールやその他の薬物使用を避けるために効果があり役に立つと今までに気づいた手段の横の空欄にチェックを書き入れてもらう。「私の行動計画」のテキスト（A/M-11.2）を配布する。クライエントに，断酒や断薬を続けるのに最も役に立つものとしてチェックした手段のうち6つを選んでもらう。参加者に，これら6つの手段をできるだけはっきりと具体的に「私の行動計画」のテキストに書くよう指示する。例えば，「誰かに助けを求める」という手段を用いるのであれば，クライエントは連絡を取る人々の名前もしくは特定できるような描写を書き加えておくことはもちろん，どこに行けばその人たちに会えるのかも書き加えておくべきである。計画は具体的であればある

ほどよい。使用したいという誘惑が強くなってしまったときは，クライエントが利用可能な情報を多く持っていればいるほど，情報を駆使してきちんと考え，あわてないでいられるだろう。何通りかの具体的な選択肢を持っていれば，クライエントは物質使用を避けるための手段を用いやすくなる。

Step 5：セッションを終了する

全員が行動計画を完成させたら，参加者全体での話し合いを促す。行動計画についてクライエントは，どんなことを心配しているだろうか。この一連の集団学習を通じて，これらの手段や技術はすべてやってみたことがあるはずだと強調する。誘惑される状況においても，使用を思いとどまったことのあるクライエントを励まし評価する。全員が今までに，ちょっとした工夫や思い切った行動によって，断酒や断薬を続けることができることをすでに証明しているのだと強調する。セッションを要約し，アルコールや薬物なしの生活をずっと続けるという自分の方針を固く守ることの重要性を確認する。参加者に，計画を実行するのを助けてくれるような，日常生活の中で大切な人々に，行動計画について知らせて認めてもらうように勧める。

セッションの作業手順

Step 1：セッションを開始し，参加者に確認などを行う（約10分）

Step 2：テーマを紹介する：「行動計画を作る」（約10分）
- すべての技術が参加者全員に役に立つわけではないことを指摘する。
- クライエントに，今日は自分自身に効果がある手段を組み入れた行動計画を作ることを説明する。

Step 3：物質使用を避けるための技術や手段を復習する（約15分）
- 「復習」のテキスト（A/M-11.1）を配布する。
- パートⅠを声に出して読み，それぞれのテーマのポイントを復習し要約する。
- 参加者に重要な情報が抜け落ちていないかを尋ねる。
- パートⅡを声に出して読み，それぞれの技術を復習する。
- 全体での話し合いを促す。
- クライエントが希望すれば，リストの最後にほかの手段を追加して書かせる。

Step 4：行動計画を作る（約15分）。
- クライエントに，自分が最も効果があると感じる手段の横の空白にチェックを入れてもらう。
- 「私の行動計画」のテキスト（A/M-11.2）を配布する。
- クライエントに，最も役に立つものとしてチェックした手段のうち，6つを選び，テキストの中に書いてもらう。
- クライエントに，詳しい内容を具体的に書き入れることによって，行動計画の技術を自分に最適の専用のものとしてもらう。

Step 5：セッションを終了する（約10分）
- 計画に関する全体での話し合いを促す。
- 今までに誘惑に打ち勝ったことのあるクライエントを励まし評価する。
- ここに参加している人たちは，小さな一歩や大胆な行動を組み合わせて断酒や断薬を続けることができることを，すでに証明してくれたのだと強調する。
- 参加者に，日常生活の中で大切な人に行動計画について知らせて認めてもらうよう勧める。

テキスト A/M-11.1

復習

パートⅠ：このグループの勉強会で，私たちは以下のことを学びました。

　使用のきっかけになる引き金（誘因）を知って，誘因になる状況を避けたり変えたりする計画を立てる。
・離脱（禁断）症状が起こったときでしょうか。
・体に痛みがあるときでしょうか。
・落ち込んだり，マイナス思考になったりしたときでしょうか。
・みんなと楽しく過ごしていたり，うれしいことがあったりしたときでしょうか。

　じゃまな考えをうまく制御して，誘因への反応を変えていく。
・じゃまな考えを見逃さず注意を払う（はっきり声に出して表現する）。
・考えを実行に移す前に，動きをやめてしばらく間をおく。
・その後どんなことになるかを考えてみる。
・何か他のことをやってみる。

　何かうまくやれたら，ごほうびを与える。
・うまくやったことは，ちゃんと認めてほめる。
・変化を続ける中で，一つ一つの前進にごほうびを与える。

　ほかの人に注意したり，意見を言ったりする。
・常に冷静に。
・ちょうど良い時と場所を選ぶ。
・誤解されていたら誤解を解いて，わかってもらうようにする。
・「あなたが悪い」というような，非難や攻撃をしない。
・「私はこう考える」「私ならこうする」というような「私」を使った表現をする。

　ストレスにうまく対処して，誘因への反応を変える。
・体の緊張（疲れや無理）を見逃さず，注意を払う。
・精神的な無理や緊張を見逃さず，注意を払う。
・リラクゼーションの技術を使う。

　渇望や衝動をうまく処理する。
・渇望や衝動による「欲しくてたまらない」状態は長く続くものではないということを忘れない。
・不適当な考えに気づく。

(↗)

| テキスト　A/M-11.1 つづき |

(↘)・使用する前に1時間我慢して待ってみる。
　・今までに成功した場面を思い出す。
　・誰かに助けや支えを求める。

　　人生を楽しむ。
　・退屈だとか落ちつかないと感じるのは当たり前。
　・アルコールや薬物を使わないことを何かやってみる。

　　はっきりと発言する。
　・迷惑な行動を言葉で説明する。
　・あなたの気持ちや対応を言葉で説明する。
　・「こうすべきだ」「こうなるべきだ」という考えを言葉で説明する。

　　効果的な断り方。
　・自分の身振りや表情に注意する。
　・言い争いにならないようにする。
　・「ノー」(だめ，いやです，違います)だけ言えばよい。

　　批判や争いにうまく対応する。
　・常に冷静に。
　・相手の話をよく聞く。
　・誤解は解く。

パートⅡ：私が学んだ，物質使用を避ける手段。

_____ 「誘因」に注意を払う　　　_____ 誰かを呼ぶ，助けを求める
_____ その後どうなるのかを考える　_____ リラクゼーションの技術を使う
_____ 決定を遅らせる　　　　　_____ 何かうまくいったら，ごほうびを与える
_____ きちんと，きっぱりと話す　_____ 「ノー」(いやです)だけ言えば十分だ
_____ 新しいことをやってみる　_____ 意見を言われたときに，うまく受けとめる
_____ 自分の考えに注意を払う　_____ 物質を使わない行動をする
_____ 酒や薬の良いことと悪いことを忘れない　_____ 自分の考えをそらす

テキスト　A/M-11.2

私の行動計画

　私は，飲酒や薬物使用をやめた後でも，また使いたくなることがありうると理解しています。

　たとえまた酒や薬に手を出してしまっても，それだけで自分が「まったくダメな人」になるわけではありません。

　私は失敗から学び，再び挑戦します。自分の責任をしっかりと自覚し，再び飲酒したり薬物を使ったりしないように努力します。

　私一人だけで実行するわけではありません。酒や薬物に近づかないでいられるように，毎日の生活の中で私を支えてくれる人たちがいることを知っています。

　　　　　　　　もし薬や酒に手を出しそうになったら，私は……

1.

2.

3.

4.

5.

6.

A/M セッション 12 スリップ後の再出発

変化プロセスの目標：自己の解放

原理

　自己の解放は，自分の変化する能力を信じ，その自信を基にして，行動や態度を改めることを決意して実行に移すことによって成り立つ。スリップ（再使用）してしまうと，自己に対する認識が乱れ，変化する能力への自信が崩れるので悲惨な事態になることが多い。スリップを変化の道筋の正常な一過程としてとらえ直すことで，スリップの経験から学び，自分を肯定することを忘れないようにクライエントを励ますことができる。

具体的な目標

　クライエントは，変化のステージを戻って繰り返すことは行動を変える道筋の正常な一過程であると理解する。
　クライエントは，変化のステージを戻って再び進み始めることをとおして，スリップの後で物質使用に関する変化を達成するにはどうしたらよいのかを考え出す。

用意するもの

グループのメンバーおのおのに配布するコピー
- 「スリップした後，どうしよう」のテキスト（A/M-12.1）

セッションの概要

　ファシリテーターは，経験済みの変化のステージに戻って繰り返すことは行動変化の正常な過程であることを説明し，一度再使用したら「もうおしまい」ということではないと強調する。うまく変化を達成して，変化を維持するまでに何度か問題行動が再発することは，多くの人に見られることだという調査結果もある。自分自身または身近な人が行動を変えようとする途中で変化のステージを後戻りしてやり直したという実例について，参加者にその当時のことを話し合ってもらう。スリップの後の変化の各ステージにおいて，軌道に戻って変化に向けて再び歩むにはどのようにしたらよいのかについて，参加者全体で考える。

実施にあたって

　今までの他の理論と異なり，この変化のステージ理論では，行動を変える過程においてスリップ（再発）は起こりうると認め，普通に起こりがちなこととさえ考える。行動変化に成功するまでに何度か変化のステージを後戻りして繰り返す人は多い。物質使用に関係するさまざまな行動は長い年月をかけて身に付いたものなので，そのようなすべての行動から離脱するにも長い時間がかかるものだとクライエントに説明する。変化するには多くの時間とエネルギーを要する。最初の挑戦でうまく成功するとは限らないし，チャレンジするたびに自分の問題行動につ

いて何か重要なことを学び取るものだ。例えば，変化するにあたって障害になるものは何なのか，どのような場面で自分は再び使用しがちなのかなどがわかってくる。クライエントは次の変化への試みの際に，この情報を使うことができる。これを，ステージの「再生」と呼ぶことがある。再生の過程では，以前のあるステージに戻り，そこから再び各ステージをひとつずつ前進し始める。このように，スリップはまったくの失敗でなく，単に変化過程の一時的な後退と考えるべきである。そのような考え方を，思考の自己管理について取り上げた A/M セッション 8 と結び付けることができるかもしれない。もし，一度のスリップを完全な失敗とみなせば，本当に失敗となって，一切の努力をやめてしまうことになりかねないと指摘しよう。一度のスリップを失敗ではなく学ぶ過程としてとらえ直すことで，成功への可能性が増大する。

　ほかの多くの治療法では，スリップが起こった後にだけスリップについて取り上げるが，本書では，クライエントに事前にスリップに対する準備をさせる先行的アプローチを取る。参加者の中にはスリップをすでに経験した人もいるかもしれないことを忘れないようにしよう。クライエントが決意を新たにして再び前進する方法を考え出す手助けをすることは，一部のクライエントの差し迫った問題に対処することになりうるし，ほかのクライエントにも同じことが起こりうるので備えることになるであろう。

Step 1, 2：セッションを開始し，テーマを紹介する

　参加者に出席確認などを行った後で，ほかの治療プログラムとは違い，この治療法では，スリップは行動変化の途中で起こりうると認識していることを再確認する。スリップは変化過程の正常な一部分と考えられるべきで，決して失敗を意味しない。行動を変えようとする途中で一度や二度はスリップして，以前の変化のステージに戻る人の方が多いくらいだと説明する。

Step 3：変化のステージを再生する例について話し合う

クライエントに，変えることが難しいにもかかわらず，うまく変化することのできた行動の例について考えてもらう。または，知人の中で，簡単にはできない素晴らしい行動変化を成し遂げた人について考える。以下のような質問をして，全体で変化の例について話し合う。

- 変化は一度にできたのでしょうか，それとも時間をかけて達成したのでしょうか。
- スリップが起こったときがありましたか。
- どのように立ち直って再出発をしたのでしょうか。
- スリップした後，しばらく降参していたのでしょうか，それともすぐに変わろうと再挑戦したのでしょうか。

以下の例を参加者全員に示す：ボブというクライエントは，数カ月の間，一本もタバコを吸わずに通したが，ある週末にスリップし数本喫煙した。そのスリップの後，彼は再び完全に禁煙することには踏み切れなかったが，禁煙したいと意識して喫煙の良い面と悪い面を考え，家で喫煙しないように自宅からタバコを取り去った。この例では，スリップの後，ボブは変化のステージの準備期に戻ったということができる。これが行動変化の正常な一過程であることを再度強調する。このスリップへの対処法について，全体での話し合いを促す。一度スリップしたら，どのような方法で再び前進できるのだろうか。

Step 4：物質使用を変えるために今までに役立っていたことを確認する

スリップの直後には，物質使用を変えるために自分に役立っていたことについて思い出すべきだと参加者に説明する。スリップ直前のステー

ジに至るまでには，少なくとも一度はいくつかのステージを経て前進したことがあるはずだと指摘する。

以下のようなヒントを与えて，話し合いが進みやすくなるようにする。

- 過去に物質使用を変えようと考え始める動機となったものは何ですか。
- 物質使用を変える方向へ気持ちが傾くのに何が役立ちましたか。
- 飲酒または薬物使用について，少しずつ小さな変化を重ねていこうと，いつ決心しましたか。
- アルコールおよび他の薬の使用を完全に断つのに何が役立ちましたか。

Step 5：スリップの後に何をするべきかについて考えて話し合う

「スリップした後，どうしよう」のテキスト（A/M-12.1）を配布する。

スリップが起こった後，やってみるべきことの例がいくつか書いてあると説明する。変化のステージごとの例を読み，それについて話し合う。

Step 6：セッションを終了する

手短に参加者に確認などを行い，スリップしたとしてもダメな人間になるわけではないとクライエントに改めて強調して，セッションを要約する。スリップの後で以前の変化のステージに戻ることは変化過程の正常な一部分であることと，もしスリップした場合に再出発して改めて物質使用を変える方向に歩み出す方法について話し合ったということを強調する。

セッションの作業手順

Step 1：セッションを開始し，参加者に確認などを行う（約5分）

Step 2：テーマの紹介：「スリップの後の再出発」（約10分）
- スリップは変化過程の正常な部分であり，一度スリップしたらおしまいというわけではないことを説明する。
- 行動を変えようとする際に，一度や二度はスリップして以前のステージに戻る人の方が多いことを指摘する。

Step 3：変化のステージを繰り返す例について話し合う（約10分）
- 参加者自身または知っている人が，うまく行動を変えたときのことについて考える。
- 参加者にヒントを与えながら，その行動変化の途中でスリップしてステージを繰り返すことがあったかどうか話し合う。
- 変化しようとする途中でステージをいくつか再生する例を挙げる。
- 再生するのは変化過程の正常な一部分であることを強調しながら，このような対処方法について話し合う。

Step 4：物質使用を変えるにあたって，今までに役に立ったことを確認する（約10分）
- 物質使用を変えようとする初期の段階でクライエントにとって効果のあったことを思い出すことが有益であると説明する。
- ヒントを与えながら，話し合いを促進する。

Step 5：スリップの後でやるべきことを考えて話し合う（約10分）
- 「スリップした後，どうしよう」のテキスト（A/M-12.1）を配布する。

- 現在とは違う変化のステージになるという前提で，スリップの後でやってみるべきことがテキストに書いてあると説明する。
- スリップの後のいろいろな変化のステージに合わせた提案を読み，話し合う。

Step 6：セッションを終了する（約 10 分）
- 参加者に確認などを行う。
- セッションを要約する。

> テキスト A/M-12.1

スリップした後，どうしよう

スリップした後，変化のステージのうちのどれかに戻ってしまったと気づくことでしょう。

無関心期——お酒や薬物をやめても何になるんだろうと思うようになるかもしれません。その場合，以下のことをするとよいでしょう。
・飲酒したり薬物を使ったりすることが，からだや人との関係や精神に，どんな影響を与えるかについて，復習してよく考える。
・自分が大切にしたいこと（価値観）を，飲酒や薬物使用がダメにしてしまわないかどうか考える。
・飲酒したり薬物を使ったりすると，周りの人にどのように影響を与えるのかを考える。

関心期——飲酒や薬物使用について，何とかしようと思ってはいるものの，しっかりとまとまった考えになっていないかもしれません。その場合，以下のことをするとよいでしょう。
・飲酒や薬物使用した後，それによって自分がどうなるのかを考える。
・「良い面」と「悪い面」（得することと損すること）を比べる。
・飲酒や薬物使用によってどんな良いことがあると自分が期待しているのかを考えて，問題なくその期待どおりになるのかどうかを考える。

準備期——飲酒や薬物使用について何とかしたいので，変化の準備を整えようと決心しているかもしれません。その場合，以下のことをするとよいでしょう。
・小さいことから少しずつ，行動を変えるために進めていく。
・すでに断酒や断薬に成功した人と話し合ってみる。
・スリップしてしまった状況について覚えておき，そういう成り行きを避ける方法を考える。
・変化するための計画を立てる。

行動期——もう一度，酒や薬物をやめようと決心しているかもしれません。その場合，以下のことをするとよいでしょう。
・飲酒や薬物使用をしたくなるような場や状況に近づかないか，そういう環境を変える。
・再使用の勧めがあった場合の対応を変え，緊張度の高い難しい状態での対処法を変え，自動思考の処理のしかたを変える。
・成功したら自分にごほうびを与える
・断酒や断薬することを支えてくれる人たちとの相互のかかわり合いを強化する。
・飲酒や薬物使用をやめようとしている人たちを助ける努力をする。

A/M セッション 13 社会的支援

変化プロセスの目標：援助関係

原理

援助関係とは，変化を達成しようとしている人を支えたり，面倒を見たり，受け入れたりする関係である。このセッションでは，クライエントが自分を支援してくれる周囲のネットワークを確認し，今の生活で，またこれからの人生における潜在的な意味での援助関係にもっと気づくようになるような手助けをする。助けを求めることは，クライエント自身の責任であると知ることも大切である。自分のニーズを他人が予想してくれるのを待つべきではない。今回はさらに，クライエントが他の人たちの手助けになることの大切さを認識するように支援する。

具体的な目標

クライエントは，社会からの潜在的な支援の資源について確認する。
クライエントは，もっと社会的な支援を得るように自分でつながりを付けることを学ぶ。
クライエントは他者を支える大切さを理解する。

用意するもの

グループのメンバーおのおのに配布する以下のコピー
- 「どこに助けを求める？」のテキスト（A/M-13.1）

セッションの概要

ファシリテーターは，多くの分野（例えば，医療，学校，宗教，友人，仕事など）を含む図を描いて支援ネットワークと援助関係を確認する作業をクライエントが完成させるのを助ける。クライエントは，自分たちが他の人たちを支える方法についても話し合う。

実施にあたって

　行動の変化を達成するには健全な支援関係が重要であると報告されている。孤立していると感じ，潜在的な援助関係が実在することに気づかないクライエントもいる。今日は，今後使うことができそうな潜在的な支援ネットワークおよび今すでに支えてくれているつながりを確認するために考案された作業を，クライエントが完成するのを助ける。支援は一方通行ではなく，他の人たちと触れ合うようにすれば支援してもらうことも増えるということを参加者が理解できるようにする。助けを求めることに関連して，きっぱりとした自己主張のコミュニケーション法を復習するとともに，他人を支援する方法についても話し合おう。
　多くの人々は成長するにつれて，助けを求めたり受け入れたりすることは子どもじみた弱さの表現であると考えるようになる。このセッションを成功させるには，この点を踏まえることが重要である。周りとの関係こそが人間であることの重要な基本であることをクライエントに気づ

かせる。強さを身に付けることは，他者との健全で積極的な関係を通じて可能になる場合が多い。アルコールや薬物の使用を変えようとするときに，この点が極めて重要である。セッションの途中で，この点についてよく考えるための時間を2〜3分でも確保することが大切だろう。

　社会的な支援を受ける方法のない参加者がいるかもしれないことに気を配ろう。長年の物質使用のせいで，友人や家族と疎遠になってしまうことがありうる。そのような参加者に対しても，一般的に助けてくれそうな人々（このグループ治療の仲間，担当者自身，ケースワーカー，聖職者など）について指摘し，参加者ができる限り多くの支援者の選択肢を自由に考えつくように（ブレインストーミング），担当者は援助すべきである。AAおよび12ステップなどの，自助グループについて触れて，今後，利用してみることを促す良い機会にもなるだろう。

Step 1, 2：セッションを開始し，テーマを提示する

　参加者に簡単に確認をした後で，援助関係の概念を紹介する。援助関係は，行動変化とその維持に重要であると説明する。今日のセッションで，参加者を支えてくれそうな人々について話すつもりであると説明する。これらの援助関係のつながりは，たいていいつでもどこででも利用可能なのだが，見つけにくいことが多いと指摘する。そこで，今日は，参加者に今すぐに使えるものから潜在的にこれから使えるかもしれないものまで，援助関係を見つけ出す作業を完成してもらう。さらに，助けを求めることは弱さの表れではないという考えについて話し合う。

　多くの人は「成長するにつれて，助けを求めるのは恥ずかしくて避けるべきことだ」と考えるようになるものだと参加者に説明する。このことを本当に成長した視点で現実的に見ることができれば，目標を達成しやすくなるはずだ。自分ひとりでできると考える人もいるだろうが，支援ネットワークの資源にほかの人たちを加えれば成功の可能性が増大する。

Step 3：潜在的および現在の援助関係を確認する

「どこに助けを求める？」のテキスト（A/M-13.1）を配布する。いくつか丸が描いてあって，その一つ一つがときどきは生活の一部となる領域を示すと，クライエントに説明する。領域のそれぞれを声に出して読んで確認し，それぞれにおいて助けてくれる人々の例（例えば医療の領域なら看護師やケースワーカーなど）をいくつか指摘する。

クライエントに，毎日どんな場所に行って誰に会えるのか，いろいろと考えてもらう。それぞれの丸の中に，その場所で彼らを助け勇気づけてくれる人々の名前（あるいは「どんな人」という描写）を書かせる。誰でもこれらの領域をすべて使うわけではないと説明する。参加者の中には，このテキストに書かれていない種類の行先や団体のある人がいるかもしれない。その場合，何も書いてない丸の下にその名前を書くことができる。参加者のあいだを歩いて，支援を提供してくれる場所や人をクライエントが考えやすくなるようなヒントを与えたり質問したりする。全員が書き終わったらこの作業について話し合う。いろいろな参加者に，どんな人が助けてくれるのかをいろいろと述べてもらう（名前は必要ない）。助けてくれる人々について思いつくのは簡単だったか難しかったかを尋ねる。この作業の幅を少し広げてみるならば，ここに書いた団体や人のすぐ外側の人で，もっと緊密な関係を発展させたい人を書き加えるよう促す。

必要とするときには自主的に能動的に支援を求めるのが，本人の果たすべき自己責任であると念を押す。きっぱりと断言する技術や，他者に近づいて相互関係を築く方法を簡単に復習する。

Step 4：クライエントが他の人の助けになる方法を確認する

ほかの人々から支援されれば大いに助かるが，ほかの人を支えることも同様に大切であると参加者に強調する。他者とのかかわりは一方通行

ではない．どのように他者を支えることができるのかについて，参加者に自由にいろいろ考えて（ブレインストーミング）話し合ってもらう．支援したり励ましたりできるかもしれない相手について具体的に考えてもらう．助けてもらえる人を考えるのと助けてあげる人を考えるのでは，どちらが簡単だったかを参加者に尋ねてみよう．

Step 5：セッションを終了する

簡単に参加者に確認などを行う．健康な支援関係が行動変化の維持に大切な役割を演じることを振り返ってセッションを要約する．今日，支援者だと確認した人々に感謝するようクライエントに促す．これらの支援者は，クライエントを助けたという自覚がないかもしれない．さらに次のセッションまでのあいだに，3人の別々の人を支援するか励ます本格的な努力をしてみるように参加者を促す．

セッションの作業手順

Step 1：セッションを開始し，参加者に確認などを行う（約5分）

Step 2：セッションのテーマを紹介する：「社会的支援」（約10分）
- 人間には人とのつながりが基本的に必要なものだと説明する．
- 援助関係は弱さの表れではなく，行動の変化に重要なものであると説明する．
- 社会的な支援のつながりは，たいていいつでもどこででも使える状態になっているものだが，見つけ難いことも多いと強調する．
- 助けを求めることを弱さの表れと考える人もいるという事実を挙げる．本当に「弱いから助けてもらおうとする」のかどうか，この点についての参加者自身の考えを自己点検して，よく考えてもらう．

Step 3：潜在的な援助関係を確認する（約 20 分）
- 「どこに助けを求める？」のテキスト（A/M-13.1）を配布する。
- それぞれの領域を見て，それぞれの場面で支援してくれそうな人々の例を挙げる。
- それぞれの円にクライエントを支援してくれそうな人々の名前か「どんな人」なのか描写を書いてもらう。
- 参加者のあいだを歩いて回って，ヒントになるような質問をする。
- この活動について話し合う。
- きっぱりと主張をする技術と，他者に歩み寄ってかかわり合う方法を簡単に振り返る。

Step 4：クライエントが，ほかの人を助けるようになる方法を確認する（約 15 分）
- 他者とかかわることは一方的ではないことを指摘する。
- クライエントに，彼らが他者を助けるようになれる方法をいろいろ自由に考えて話し合ってもらう（ブレインストーミング）。
- 自分が支援したり勇気づけたりできそうな人について，具体的にクライエントに考えさせる。

Step 5：セッションを終了する（約 10 分）
- 参加者に簡単に確認などをする。
- セッションを要約する。
- クライエントに，自分を助けてくれている人たちに感謝し，次のセッションまでのあいだに 3 人の人々を支援するか励ますよう促す。

テキスト　A/M-13.1

どこに助けを求める？

　毎日行く，いろいろな場所や会う人々を思い出しましょう。助けてくれたり，励ましてくれたりする人たちの名前または「どんな人」なのかを円の中に書き込みましょう。

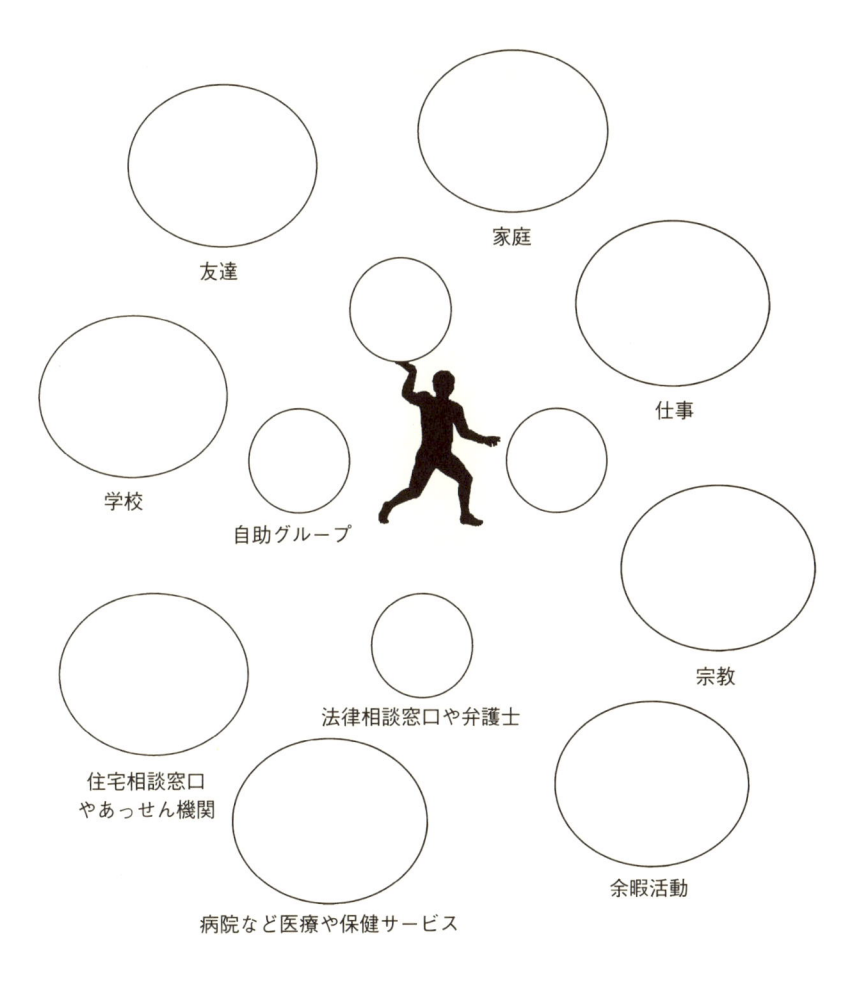

友達

家庭

仕事

学校

自助グループ

宗教

住宅相談窓口やあっせん機関

法律相談窓口や弁護士

余暇活動

病院など医療や保健サービス

A/M セッション 14 ニーズと社会資源を確認する

変化プロセスの目標：社会的解放

原理

社会的解放は，問題行動を除くさまざまな活動を増やすことによって成立する。このセッションでは，クライエントが物質を使用することによって放棄していた生活領域を認識し，これらの領域を強化する社会資源を探すプロセスを始める。酒や薬物に関連しない領域が欠如していたことを直視して対策を考えることによって，クライエントがより健康でバランスのとれた人生を送るチャンスが増すであろう。

具体的な目標

クライエントは，自分の生活の中で薬物やアルコールを使ったために十分に発展させることのできなかった領域を確認する。

クライエントは，これらの領域を開拓するための情報や援助を得る場所を確認する。

用意するもの

グループのメンバーおのおのに配る以下のコピー

- 「ニーズの点検」のテキスト（A/M-14.1）
- 「べんり帳」のテキスト（A/M-14.2）

セッションの概要

何年にもわたって物質使用を続けたクライエントは，他の生活領域を放棄してしまうことになりがちだと，ファシリテーターは説明する。そのように無視してきた領域を確認することがクライエントの役に立つことが多い。クライエントは，今のところ何とかなっている領域と改善した方がよさそうな領域を区分けして，ニーズの点検表を完成する。ファシリテーターは，どのような資源（制度や機関）を使えそうなのかをまとめた詳細な表を配り，どのような場合にどの資源が個人的な必要を満たす手助けをしてくれるのかという例を参加者に示す。

実施にあたって

クライエントが物質使用をやめる前には，アルコールや薬物に関連した行動が，おそらく彼らの時間のほとんどを占めていただろう。もし，物質使用が何年も続いていたら，彼らの人生の大部分は，物質使用に関連した活動に費やされてしまったことだろう。物質使用に関連しないことに使う時間がほとんどなく，生活の他の領域は放棄または無視されてきたというのが実情かもしれない。多くの場合，クライエントが将来に問題を起こさないで適応できるようにするためには，これまで無視してきた領域を強化する必要がある。彼らが基本的なニーズを満たして健康で整った生活を送るには，まず立ち遅れた部分の補強をすべきかもしれない。このセッションでは，クライエントが改善できる領域の確認を助け，これらの領域を強化する社会資源へたどりつく方法を教える。

Step 1, 2：セッションを開始し，テーマを紹介する

すべての人に共通な基本的に必要なこと（ニーズ）があることを説明する。これらのニーズをどのように満たすかは，人によりまた文化によって異なるかもしれないが，これらのニーズを満たすことが，より健康で満足な人生を送ることにつながる。ところが，クライエントがアルコールや薬物を使っていたあいだは，物質使用に無関係な領域のいくつかを，本当は必要なことを含むにもかかわらず無視していたのではないかと指摘する。基本的なニーズを満たして健康で落ち着いた生活を送るには，遅れを取り戻す努力をすべきであろうと説明する。

Step 3：改善を必要とする領域を確認する

「ニーズの点検」のテキスト（A/M-14.1）を配り，どんな人にも共通の基本的なニーズを分類して書いてあると説明する。それぞれの分類をその例とともに読む。それぞれの分類がクライエントにとって，今のところ何とかなっているのか改善を必要とするのかをクライエント自身に判断してもらい，当てはまる欄に印を付けてもらう。それぞれの分類の例の下に空欄があるので，クライエントが「何とかうまくいっている」または「改善が必要」と考えている自分自身の具体的な項目を自由に書き加えることができると説明する。

この作業が終わったら，これによって，いくつかの「強み」と「ニーズ」を確認したのだとクライエントに伝える。参加者に，この作業をしながら気づいたことについて話し合ってもらう。人はそれぞれ違うと指摘する。ある参加者がうまくやっている分野が，別の参加者にとっては改善しなければならない点であったりする。一つ一つの分野の重みや，その分野がうまくいっているのか用心しなければならないのかは，すべてその人次第であって，同じ人にとっても年ごとに変化することもあると念を押そう。

Step 4：ニーズに対処するための資源を見つける練習

参加者が確認した「ニーズ」を強化する次のステップは，その改善を助けてくれそうな資源（施設や機関）を探すことであると説明する。必要を満たす手がかりとして資源を使う方法の例を示す。例えば，あるクライエントが薬物使用のせいで数年前に奨学金の返済を怠ったが，今は学校に戻りたいとしよう。彼は「教育」を改善すべき領域と確認したので，このニーズに対処するための適切な資源を使う必要がある。彼は，適切な資源を指示してくれるような情報を探す。この情報を見つけるために，彼はコミュニティカレッジか大学の学資援助事務所に相談に行くことにする。彼は問題を解決する手続きについて指導を受け，次の学期から再入学できるようになる。

「べんり帳」のテキスト（A/M-14.2）を配る。これにすべてが記載されているとはいえないが，クライエントが貴重な資源を見つける最初の手がかりになるはずだ。クライエントに数分間時間を与え，「ニーズの点検」のテキスト（A/M-14.1）から改善できるかもしれない分野を1つ選んで，それから「べんり帳」のテキスト（A/M-14.2）から助けてもらえそうな組織を選び，「ニーズの点検」のテキストの分類の欄外に書き込んでもらう。このようにしてニーズに合った対策の支援をしてくれそうな資源を見つけるのだと説明する。このセッションの終わりに，地元のべんり帳を配るのもよいだろう。

Step 5：セッションを終了する

手短に参加者に確認を行い，社会資源は情報を与え問題解決の助けになるが，改善していく究極的な責任は本人にあることを指摘して，セッションを要約する。クライエントには，今日改善が必要だと印を付けた領域に今後何カ月にもわたって注意を払い，これらのニーズへの対処を始めるために適切な社会資源と接触を持つように励ます。

セッションの作業手順

Step 1：セッションを開始し，参加者に確認などを行う（約 10 分）

Step 2：テーマを紹介する：「ニーズと社会資源を確認する」（約 10 分）
- すべての人間に共通して必要なことがあると説明する。
- 物質使用が続いていたあいだ，クライエントは，物質使用に関係のない分野やニーズを無視してきたであろうと指摘する。

Step 3：改善の必要のある分野を確認する（約 15 分）
- 「ニーズの点検」のテキスト（A/M-14.1）を配る。
- 分類を声に出して読む。
- クライエントにおのおのの分野が「なんとかうまくいっている」のか「改善が必要」なのか印を付けてもらう。
- クライエントにこの作業を完成させながら気づいたことを話し合ってもらう。
- 人はそれぞれ違うものだし，それぞれの分野の状況や重要度は同じ人でも年ごとに変化するものだと指摘する。

Step 4：ニーズに対処するのに適した社会資源を探す練習をする（約 15 分）
- ニーズを満たす作業を始めるために社会資源を使う方法の例を示す。
- 「べんり帳」のテキスト（A/M-14.2）を配る。
- これはすべてを網羅するリストではないが，役に立つ社会資源を探す際に指標となることができると説明する。
- 「ニーズの点検」のテキスト（A/M-14.1）から 1 つの分野を選び，「べんり帳」のテキスト（A/M-14.2）から改善に役立ちそうな社会資

源を探す。

Step 5：セッションを終了する（約10分）
- 参加者に確認などを行う。
- セッションを要約する。
- クライエントには，今日改善が必要だとわかった分野について，これから数カ月にわたってよく振り返って，それをなんとかできそうな適切な手がかりとなるような社会資源と接触を持つように励ます。

テキスト A/M-14.1

ニーズの点検（何が必要か，何が足りないか）

分野	例	何とかうまくいっている	改善が必要
からだ	健康		
	食事，ダイエット		
	容姿		
あそび	運動		
	趣味		
社会性	友達		
	同僚		
	ほかの人との信頼		
家族	結婚		
	子ども		
	老人の世話		
仕事	仕事の技能		
	自分の管轄や責任		
教育	読む力／高校卒業資格		
	大学		
	得意分野を持つ		
職業進路	方向を決める		
	専門家になる訓練や勉強		
	専門家として採用され活躍		
お金	賃金		
	生活		
	貯蓄		
世間	政治		
	環境		
	社会正義		
尊厳	自尊心		
	自分を大切に思うこと		
	態度や行動の質		
状況	気質		
	気分		
	情勢や周りの動きの判断		
魂	宗教		
	哲学		

テキスト A/M-14.2

べんり帳（社会資源案内）

あなたが，もっと力を入れた方がよいかもしれない分野と，それをなんとかしようとするときに手伝ってくれそうな施設や機関をまとめてみました。その名前をきちんと知っていれば，電話番号案内で尋ねるか，電話帳の職業別の欄を見れば電話番号がわかります。機関の名前を知らなければ，タウンページの区分を見るとよいでしょう。

たいていの町にある，いろいろな情報を探すための機関は次のようなものです。
・支援のための団体
・地域の公共図書館の情報案内
・聖職者
・インターネット

分野	項目	社会資源
身体	身体	まず近医を受診。大学病院など大きな病院へ行くときは紹介状が必要。予約を必要とするところも多い。かかりつけ医をつくっておくと便利（以下も同様）
	精神	心療内科，精神科，心理カウンセラー 地区の保育所，精神保健福祉センター いのちの電話
	物質乱用	地区の保健所，精神保健福祉センター，警察 薬物問題に対応している精神科 断酒会，AA，NA，ナラノン，ダルクなど
	歯科	まず近くの歯科
	視力	まず近くの眼科，メガネ店
教育	高校卒業資格	通信高校（サポート校を利用すると脱落しにくい）
	奨学金	独立行政法人日本学生支援機構など

(ヽ)

分野	項目	社会資源
仕事	職業訓練	専門学校, 職業訓練校, ハローワーク, 作業所など
	職業案内	ハローワークなど
家族	結婚あるいは家族カウンセリング	結婚相談所 地区の保健所, 精神保健福祉センター, 精神科等の家族会（日本では対応しているところは少ない）
	子どもカウンセリングあるいは子育て相談	スクールカウンセラー 児童相談所（児童虐待の相談窓口でもある） 児童専門医のいる病院（日本では少ない） 保育所
	ドメスティックバイオレンス	DV総合対策センター 民間ボランティア団体 警察
お金	資金	生活福祉資金貸与制度
	借金	法テラス（日本司法支援センター） 弁護士会, 司法書士会, 行政書士会
	生活保護	地区の福祉事務所, 民生委員
娯楽	スポーツ施設	地区の公的な施設：事前に申し込みが必要なことが多い
	公園, 博物館, 美術館, 図書館	自由に利用できるところが多い 入場料, 入館料が必要なところもある
	プール	公的なプール：直接行って, その場で手続きをして利用できるところが多い

これらの施設は各都道府県にありますが, 地域格差のみられるものもかなりあります。

A/M セッション 15 まとめと終結

変化プロセスの目標：自己効力感，強化子の管理

原理

このセッションで，クライエントはこれまでのグループ学習について復習し，行動の変化に向けて達成した進歩について話し合う。

具体的な目標

クライエントは，グループ学習課程で取り上げたテーマを復習する。
クライエントは，参加者が達成した変化と前進について話し合う。
クライエントは，締めくくりの活動に取り組む。

用意するもの

この集団治療の中で，それぞれの参加者が達成したことやうまくいったことをいくつか書き込んだ，担当者があらかじめ用意した参加者一人ひとり宛てのカード
グループのメンバーおのおのに配付する以下のコピー
- 「ふりかえり」のテキスト（A/M-15.1）のコピー

黒板または掲示用の紙

セッションの概要

クライエントは，これまでのセッションで扱ったテーマについて復習する。ファシリテーターは，このグループがクライエントにどのように影響を与えたのか，これから先のグループミーティングなしの数週間がどのようなものになりそうなのか，行動変化を維持するには何が障害になりそうかといった話し合いを進めて，締めくくりを支援する。ファシリテーターは，一人ひとりの参加者について，いくつかの達成した点やうまくいったことを発表し，そのような成功した点を記したカードを一人ひとりに与える。

実施にあたって

多くの人々にとって，健康的に関係を終結するのは難しい。そこで，治療のための集まりは，関係終結の練習をする機会となる。今日のセッションで，参加者がグループで経験したことを要約しながら関係終結の作業をするのを，担当者が手助けをする。担当者自身も，この集団学習で取り上げた主なテーマを復習する。

Step 1, 2：セッションを開始し，テーマを紹介する

参加者に手短に確認などを行い，セッションを始める。今回が最終セッションであるため，このグループで学んだすべてのテーマについて復習するという説明をして，今日のテーマを紹介する。担当者は，グループで経験したことを要約する手助けをすると告げる。

Step 3：グループで学んだテーマの復習

グループの過程をとおして多くの情報をカバーしたので，そのテーマ

を復習することは有益であると説明する。「ふりかえり」のテキスト（A/M-15.1）のコピーを配る。それぞれのテーマとそれについての質問を声に出して読み，参加者と話し合う。そのような質問に対する答えが，最初にそのテーマを話し合ったときと比べてどのように変化したかをクライエントに質問しよう。

Step 4：ステージを判断する作業を行う

ファシリテーターとしては，グループの過程をとおしてクライエントがどれくらい進歩したかを注視し続けたと告げよう。アルコールや薬物の使用について，前進したと思うのかあまり変わらないと思うのかを，自分の心の中で答えてみるように参加者に促そう。黒板または掲示用の紙に変化のステージの図（後半の第1回セッション参照）を書く。または「変化のステージ」のテキスト（A/M-1.1）を配る。そしておのおののステージについて手短にまとめる。クライエントにおのおののステージを検討して，自分が今どのステージにいるのかを見定めるように促す。改めてステージを見定めるこの作業について，グループで話し合おう。参加者のステージは，グループでの学習の前期のころと比べて変化しているのだろうか。

Step 5：終了の作業の支援

このグループは，かなりの期間にわたって参加者にとって援助の手がかりであったはずだが，定期的なミーティングがなくなるというだけの理由で「見捨てられた」と思うべきではないことを指摘する。生きていくうえで支援してくれる人が存在することを具体的に確かめたことと，おそらくこの参加者の何人かも支援者リストに付け加わってきたことをクライエントに思い出させる〔ここで，地域の「いのちの電話」などの危機ホットラインの電話番号を教えたり，物質使用に関係のある緊急事態での連絡先を（もし差しさわりがなければ，当院のスタッフに連絡す

る，または救急病院に行くなど）いろいろと思い出してもらうのは適切であろう］。

　集団治療を終える際に有効なことは，やってきたことを振り返り，このグループが人生にどのような影響を及ぼしたかを考えることであるとクライエントに説明する。以下のリストから2つか3つの質問を選び，このグループについての話し合いを促進させよう（担当者は最初に発言して，終了の技法の手本を示そう）。

- このグループで学んだ2つのことを言ってください。
- グループはあなたの人生にどのように影響を及ぼしましたか。
- 他のメンバーの少なくとも1人について，1つ良いことを言ってください。
- このグループはなくなりますが，それによってあなたにとってどんな変化があるでしょうか。
- あなたが変化を維持するのをじゃましそうなものには，どんなものがありますか。
- ほかに何か言いたいことはありませんか。

Step 6：セッションを終了する

　セッションを要約し，それぞれのクライエントに用意したカードを読む（「用意するもの」を参照）。そのカードを読んだ後にクライエントに渡す。そうすればクライエントはそれを家に持ち帰り，自分の進歩を思い起こすことができる。それが適切と思われる場合は，カードを読むたびに拍手などで相互に祝福するよう促してもよいだろう。グループを終了するための最後の確認をする。

セッションの作業手順

Step 1：セッションを開始し，参加者に確認などをする（約5分）

Step 2：テーマを紹介する：「まとめと終結」（約5分）
- これが最後のセッションなので，このグループで扱ったすべてのテーマについて復習すると説明する。
- 参加者がセッションの過程で経験したことをまとめる手助け（つまり終了の手助け）を担当者はするのだと告げる。

Step 3：グループで扱ったテーマの復習（約15分）
- 「ふりかえり」のテキスト（A/M-15.1）のコピーを配る。
- テーマとそれに対応する質問を，いくつか声に出して読む。
- クライエントとそれらについて話し合う。
- 同じ内容を最初に話題にしたときと現在とでは，どのように答えが変わったかを質問する。

Step 4：ステージを見定める作業の実行（約15分）
- このグループ活動の期間に，アルコールや薬物の使用に関して，自分は前進したのかあまり変わらないのかを考えてもらう（心の中で答える）。
- 黒板または掲示用の紙に変化のステージの図を書く。
- それぞれのステージについてまとめ，クライエントに自分が今どのステージにいるのかを判断してもらう。
- グループでこの活動について話し合う。

Step 5：終了過程の支援（約15分）

- 支援者を持ち続けるのだから，グループの終了によって見捨てられたと感じるべきではないことを強調する。
- クライエントは，人生において誰が助けてくれるのかをすでに具体的に確認したのだし，このグループの参加者の中にも助けてくれる人ができたかもしれないことを指摘する。
- 地域の危機ホットラインの電話番号を再確認するか，緊急の場合に選べる複数の選択肢について説明する。
- このグループがクライエントの人生にどう影響を及ぼしたかについて，話し合いやすくなるように支援する（最初に担当者自身が発言しよう）。

Step 6：セッションを終了する（約 10 分）
- セッションを要約する。
- 用意したカードを読む（「用意するもの」を参照）。
- そのカードを読んだ後にクライエントに渡す。そうすれば，クライエントはそれを自分の進歩を思い起こす手がかりとして持ち帰ることができる。
- 参加者に確認などを行う。

> テキスト　A/M-15.1

ふりかえり

　このグループでは，以下のテーマについて話し合いました。どんな中身だったかを思い出せるような質問をそれぞれに書いてあります。このグループが始まったころと比べて，あなたの答えが変わったかどうかも考えてみてください。

・変化のステージ：5つのステージは何ですか。

・「引き金」を認識する：どんなときに一番飲みたくなる（薬などを使いたくなる）のでしょうか。

・ストレスを減らす：緊張の多いときに，どうすればうまく乗り切れますか。

・自分の成功にほうびを与える：成功を強化するのはなぜ重要なのですか。

・効果的なコミュニケーション：効果的なコミュニケーションの3つのスタイルは何ですか。そのうち最も効果的なのはどれですか。

・効果的に拒否する：この断わる方法を学んでから，酒や薬の誘いをうまく断われたことがありましたか。

・批判に対処する：その人と良い関係を保ちながら，うまく注意したり悪い点を指摘したりする方法にはどんなものがありますか。

・考え方に対処する：飲酒や薬物使用をしてしまう方に引っ張るような「まずい考え」をなんとかする方法として，どんなことを学びましたか。

・渇望や欲求に対処する：急に（一時的に）どうしても欲しくなるような，あせった気分になりそうなときは，どうしますか。

・人生を楽しむ新しい方法：このグループを始めてからあなたがしている新しい，楽しい活動は何ですか。

・行動計画を立てる：あなたが立てた活動計画は，どんなふうに役立ちましたか。最初に立てた計画を変えなければならないということがありましたか。

・スリップ後の立ち直り：ほかの人がスリップを経験したとしたら，その人にどうするように勧めますか。

・社会的なサポート：断酒や薬物使用をやめることについて，あなたを支えてくれそうな人は誰ですか。

・ニーズと社会資源を認識する：すでに何か改善のための手を打った分野を言ってください。

参考資料

Center for Substance Abuse Treatment. (1999). *Enhancing motivation for change in substance abuse treatment* (DHHS Publication No. SMA 99-3354). Washington, DC: U.S. Government Printing Office.

Connors, G. J., Donovan, D. M., & DiClemente, C. C. (2001). *Substance abuse treatment and the stages of change.* New York: Guilford Press.

Ingersoll, K. A., Wagner, C. C., & Gharib, S. (2000). *Motivational groups for community substance abuse programs.* Richmond, VA: Mid-Atlantic Addiction Technology Transfer Center, Virginia Commonwealth University.

Kadden, R., Carroll, K., Donovan, D., Cooney, N., Monti, P., Abrams, D., Litt, M., & Hester, R. (1995). *Cognitive-behavioral coping skills therapy manual: A clinical research guide for therapists treating individuals with alcohol abuse and dependence* (Project MATCH Monograph Series, Vol. 3; NIH Publication No. 94-3724). Rockville, MD: National Institute on Alcohol Abuse and Alcoholism.

Marlatt, G. A, & Gordon, J. R. (Eds.). (1985). *Relapse prevention: Maintenance strategies in the treatment of addictive behaviors.* New York: Guilford Press.

Miller, W. R., & Rollnick, S. (1991). *Motivational interviewing: Preparing people to change addictive behavior.* New York: Guilford Press.

Miller, W. R., Zweben, A., DiClemente, C. C., & Rychtarik, R. G. (1995). *Motivational enhancement therapy manual.* Rockville, MD: National Institute on Alcohol Abuse and Alcoholism.

Monti, P. M., Abrams, D. B., Kadden, R. M., & Cooney, N. L. (1989). *Treating alcohol dependence: A coping skills training guide.* New York: Guilford Press.

Nowinski, J., Baker, S., & Carroll, K., (1995). *Twelve step facilitation therapy manual.* Rockville, MD: National Institute on Alcohol Abuse and Alcoholism.

Prochaska, J. O., Norcross, J. C., & DiClemente, C. C. (1994). *Changing for good.* New York: Avon Books.

Zackon, F., McAuliffe, W. E., & Ch'ien, J. M. N. (1993). *Recovery training and self-help.* Rockville, MD: National Institute on Drug Abuse.

文　献

1) American Psychiatric Association. (1994). *Diagnostic and statistical manual of mental disorders* (4th ed.). Washington, DC: Author.
2) Babor, T. F., de la Fuente, J. R., Saunders, J., & Grant, M. (1992). *The Alcohol Use Disorders Identification Test: Guidelines for use in primary health care*. Geneva, Switzerland: World Health Organization.
3) Bandura, A. (1986). The explanatory and predictive scope of self-efficacy theory. *Journal of Social and Clinical Psychology, 4*(3), 359-373.
4) Benson, H. (1975). *The relaxation response*. New York: Morrow.
5) Bertcher, H. J. (1993). *Group participation: Techniques for leaders and members*. Beverly Hills, CA: Sage.
6) Bigelow, G. E., Brooner, R. K., & Silverman, K. (1998). Competing motivations: Drug reinforcement vs. non-drug reinforcement. *Journal of Psychopharmacology, 12*(1), 8-14.
7) Botvin, G., & Wills, T. A. (1985). Personal and social skills training: Cognitive-behavioral approaches to substance abuse prevention. *National Institute on Drug Abuse: RMS, 63,* 8-49.
8) Brown, S. A., Goldman, M. S., Inn, A., & Anderson, L. R. (1980). Expectations of reinforcement from alcohol: Their domain and relation to drinking patterns. *Journal of Consulting and Clinical Psychology, 48,* 419-426.
9) Carbonari, J. P., & DiClemente, C. C. (2000). Using the transtheoretical model profiles to differentiate levels of alcohol abstinence success. *Journal of Consulting and Clinical Psychology, 68*(5), 810-817.
10) Carroll, K. (1998). *A cognitive-behavioral approach: Treating cocaine addiction* (NIDA Therapy Manuals for Drug Addiction, Manual 1, NIH Publication No. 98-4308). Rockville, MD: National Institute on Drug Abuse.
11) Collins, C., Kohler, C., DiClemente, R., & Wang, M. Q. (1999). Evaluation of the exposure effects of a theory-based street outreach HIV intervention on African-American drug users. *Evaluation and Program Planning, 22*(3), 279-293.
12) Connors, G. J., Donovan, D. M., & DiClemente, C. C. (2001). *Substance abuse treatment and the stages of change*. New York: Guilford Press.
13) Connors, G. J., O'Farrell, P. J., Cutter, H. S. G., & Thompson, D. L. (1987). Dose-related effects of alcohol among male alcoholics, problem drinkers, and non-problem drinkers. *Journal of Studies on Alcohol, 48*(5), 461-466.

14) DiClemente, C. (1991). Stages of Change and Motivational Interviewing. In W. R. Miller & S. Rollnick (Eds.), *Motivational interviewing: Preparing people to change addictive behavior*. New York: Guilford Press.
15) DiClemente, C. C., Carbonari, J. P., Montgomery, R. P. G., & Hughes, S. O. (1994). The Alcohol Abstinence Self-Efficacy Scale. *Journal of Studies on Alcohol, 55*, 141–148.
16) DiClemente, C. C., Fairhurst, S. K., & Piotrowski, N. A. (1995). The role of self-efficacy in the addictive behaviors. In J. Maddux (Ed.), *Self-efficacy, adaptation, and adjustment: Theory, research and application* (pp. 109–141). New York: Plenum Press.
17) DiClemente, C. C., & Prochaska, J. O. (1998). Toward a comprehensive, transtheoretical model of change. In W. Miller & N. Heather (Eds.), *Treating addictive behaviors* (pp. 3–24). New York: Plenum Press.
18) Flores, F. (1983). *Conversations for action*. Workshop, San Francisco, CA.
19) Flores, F., & Graves, M. (1986). *Permanent domains of concern*. Unpublished manuscript, Business Design Associates, Alameda, CA.
20) Friedman, A. S., & Utada, A. T. (1992). Effects of two group interaction models on substance-abusing adjudicated adolescent males. *Journal of Community Psychology*, 106–117.
21) Grimely, D. M., Prochaska, G. E., & Prochaska, J. O. (1997). Condom use adoption and continuation: A transtheoretical approach. *Health Education Research, 12*(1), 61–75.
22) Hester, R. K. (1995). Behavioral self-control training. In R. Hester & W. Miller (Eds.), *Handbook of alcoholism treatment approaches: Effective alternatives* (pp. 148–159). Boston: Allyn & Bacon.
23) Higgins, S. T. (1999). Potential contributions of the community reinforcement approach and contingency management to broadening the base of substance abuse treatment. In J. M. Tucker & D. M. Donovan (Eds.), *Changing addictive behavior: Bridging clinical and public health strategies* (pp. 283–306). New York: Guilford Press.
24) Higgins, S. T., & Silverman, K. (Eds.). (1999). *Motivating behavior change among illicit-drug abusers: Research on contingency management interventions*. Washington, DC: American Psychological Association.
25) Huszti, H. C. (1997). *Strategies for communicating with providers*. Centers for Disease Control and Macro International, Atlanta, GA.
26) Ingersoll, K. A., Wagner, C. C., & Gharib, S. (2000). *Motivational groups for community substance abuse programs*. Richmond, VA: Mid-Atlantic Addiction Technology Transfer Center, Virginia Commonwealth University.
27) Janis, F. L., & Mann, L. (1977). *Decisional making: A psychological analysis of conflict, choice, and commitment*. New York: Free Press.
28) Kabat-Zinn, J. (1990). *Full catastrophe living*. New York: Delacorte Press.
29) Kadden, R., Carroll, K., Donovan, D., Cooney, N., Monti, P., Abrams, D., Litt, M., & Hester, R. (1995). *Cognitive behavioral coping skills manual: A clinical research guide for therapists treating individuals with alcohol abuse and dependence* (Project MATCH Monograph Series, Vol. 3; NIH Publication No. 94-3724). Rockville, MD: National Institute on Alcohol Abuse and Alcoholism.
30) Kominars, K. D. (1997). A study of visualization and addiction treatment. *Journal of Substance Abuse Treatment, 14*(3), 213–223.
31) Malow, R. M., West, J. A., Corrigan, S. A., Pena, J. M., & Cunningham, S. C. (1994). Outcome of psychoeducation for HIV risk reduction. *AIDS Education and Prevention, 6*(2), 113–125.
32) Marcus, B. H., Pinto, B. M., Simkin, L. R., Audrain, J. E., & Taylor, E. R. (1994). Application of theoretical models to exercise behavior among employed women. *American Journal of Health Promotion, 9*(1), 49–55.
33) Marlatt, G. A., & Gordon, J. R. (Eds.). (1985). *Relapse prevention: Maintenance strategies in the treatment of addictive behaviors*. New York: Guilford Press.

34) McConnaughy, E. A., DiClemente, C. C., Prochaska, J. O., & Velicer, W. F. (1989). Stages of change in psychotherapy: A follow-up report. *Psychotherapy, 26*, 494-503.
35) McMurran, M. (1996). Alcohol, drugs and criminal behaviour. In C. Hollin (Ed.), *Working with offenders: Psychological practice in offender rehabilitation* (pp. 211-242). Chicester, UK: Wiley.
36) Miller, W. R. (1985). Motivation for treatment: A review with special emphasis on alcoholism. *Psychological Bulletin, 98*(1), 84-107.
37) Miller, W. R. (1987). Techniques to modify hazardous drinking patterns. In M. Galanter & H. Begletier (Eds.), *Recent developments in alcoholism* (Vol. 5, pp. 425-438). New York: Plenum Press.
38) Miller, W. R. (1989). Increasing motivation for change. In R. Hester & W. Miller (Eds.), *Handbook of alcoholism treatment approaches: Effective alternatives* (pp. 67-80). Boston: Allyn & Bacon.
39) Miller, W. R., Benefield, R. G., & Tonigan, J. S. (1993). Enhancing motivation for change in problem drinking: A controlled comparison of two therapist styles. *Journal of Consulting and Clinical Psychology, 61*, 455-461.
40) Miller, W. R., & Rollnick, S. (1991). *Motivational interviewing: Preparing people to change addictive behavior*. New York: Guilford Press.
41) Miller, W. R., Zweben, A., DiClemente, C. C., & Rychtarik, R. G. (1994). *Motivational enhancement therapy manual: A clinical research guide for therapists treating individuals with alcohol abuse and dependence* (Project MATCH Monograph Series, Vol. 2; NIH Publication No. 94-3723). Rockville, MD: National Institute on Alcohol Abuse and Alcoholism.
42) Monti, P. M., Abrams, D. B., Kadden, R. M., & Cooney, N. L. (1989). *Treating alcohol dependence: A coping skills training guide*. New York: Guilford Press.
43) Monti, P. M., & O'Leary, T. A. (1999). Coping and social skills training for alcohol and cocaine dependence. *Psychiatric Clinics of North America, 22*(2), 447-470.
44) National Institute on Alcoholism and Alcohol Abuse. (1999). *What you don't know can harm you* (NIH Publication No. 99-4323). Washington, DC: U.S. Government Printing Office.
45) Noonan, W. C., & Moyers, T. B. (1997). Motivational interviewing. *Journal of Substance Misuse, 2*, 8-16.
46) Pallonen, U. E., Leskinen, L., Prochasks, J. O., Willey, C. J., Kaariainen, R., & Salonen, J. T. (1994). A 20-year self-help smoking cessation manual intervention among middle-aged Finnish men: An application of the transtheoretical model. *Preventive Medicine, 23*(4), 507-541.
47) Perz, C. A., DiClemente, C. C., & Carbonari, J. P. (1996). Doing the right thing at the right time? The intersection of stages and processes of change in successful smoking cessation. *Health Psychology, 15*, 462-468.
48) Prochaska, J. O., & DiClemente, C. C. (1984). *The transtheoretical approach: Crossing traditional boundaries of treatment*. Homewood, IL: Dow Jones-Irwin.
49) Prochaska, J. O., DiClemente, C. C., & Norcross, J. C. (1992). In search of how people change: Applications to addictive behavior. *American Psychologist, 47*, 1102-1114.
50) Prochaska, J. O., Norcross, J. C., & DiClemente, C. C. (1994). *Changing for good*. New York: Avon Books.
51) Prochaska, J. O., Velicer, W. F., Rossi, J. S., Goldstein, M. G., Marcus, B., Rakowski, W., Fiore, C., Harlow, L. L., Redding, C. A., Rosenbloom, D., & Rossi, S. R. (1994). Stages of change and decisional balance for 12 problem behaviors. *Health Psychology, 13*, 39-46.
52) Project MATCH Research Group. (1997). Matching alcoholism treatments to client heterogeneity: Project MATCH post-treatment drinking outcomes. *Journal of Studies on Alcohol, 58*, 7-29.
53) Rakowski, W., Ehrich, B., Goldstein, M. G., Rimer, B. K., Pearlman, D. N., Clark, M. A., Velicer, W. F., & Woolverton, H. (1998). Increasing mammography among women aged 40-74 by

use of a stage-matched tailored intervention. *Preventive Medicine: An International Devoted to Practice and Theory, 27*(5, Pt. 1), 748–756.
54) Rohrbach, L. A., Graham, J. W., Hansen, W. B., & Flay, B. R. (1987). Evaluation of resistance skills training using multitrait–mulitmethod role play skill assessments. *Health Education Research, 2*(4), 401–407.
55) Rollnick, S., Mason, P., & Butler, C. (1999). *Health behavior change: A guide for practitioners.* Edinburgh, Scotland: Churchill Livingstone.
56) Rohsenow, D. (1983). Drinking habits and expectancies about alcohol's effects for self versus others. *Journal of Consulting and Clinical Psychology, 51*(5), 752–756.
57) Sobell, L. C., & Sobell, M. B. (1992). Timeline follow-back: A technique for assessing self-reported ethonal consumption. In J. Allen & R. L. Litten (Eds.), *Measuring alcohol consumption: Psychosocial and biological methods* (pp. 41–72). Totowa, NJ: Humana Press.
58) Sobell, L. C., Cunningham, J. A., Sobell, M. B., Agrawal, S., Gavin, D. R., Leo, G. I., & Singh, K. N. (1996). Fostering self-change among problem drinkers: A proactive community intervention. *Addictive Behaviors, 21*, 817–833.
59) Stotts, A. L., DiClemente, C. C., Carbonari, J. P., & Mullen, P. D. (1996). Pregnancy and smoking cessation: A case of mistaken identity. *Addictive Behaviors, 21*(3), 1–13.
60) Stotts, A., DiClemente, C. C., & Mullen, P. (in press). *One-to-one: A motivational interviewing intervention for resistant smokers.* Manuscript under review.
61) Velasquez, M. M., Carbonari, J. P., & DiClemente, C. C. (1999). Psychiatric severity and behavior change in alcoholism: The relation of the transtheoretical model variables to psychiatric distress in dually diagnosed patients. *Addictive Behaviors, 24*(4), 481–496.
62) Velasquez, M. M., Crouch, C., vonSternberg, K., & Grosdanis, I. (2001). Motivation for change and psychological distress in homeless substance abusers. *Journal of Substance Abuse Treatment.*
63) Velicer, W. F., DiClemente, C. C., Prochaska, J. O., & Brandenburg, N. (1985). A decisional balance measure for assessing and predicting stage status. *Journal of Personality and Social Psychology, 56*, 1279–1289.
64) Velicer, W. F., & Prochaska, J. O. (1999). An expert system intervention for smoking cessation. *Patient Education and Counseling, 36*(2), 119–129.
65) Werch, C. E., Pappas, D. M., Carlson, J. M., & DiClemente, C. C. (1999). Six-month outcomes of an alcohol prevention program for inner-city youth. *American Journal of Health Promotion, 13*(4), 237–240.
66) Wing, D. M. (1991). Goal setting and recovery from alcoholism. *Archives of Psychiatric Nursing, 5*(3), 178–184.
67) Yalom, I. D. (1995). *The theory and practice of group psychotherapy* (4th ed.). New York: Basic Books.

訳者あとがき

　この本の内容を私たちに最初にわかりやすく示してくれたのは遠藤史絵先生だった。先生は村上優先生とともにイギリスに留学したときにこの本に出会い，この本の魅力にひかれていた。「治療に取り入れてみましょうよ」という遠藤先生のすすめで，当院で輪読会が始まった。当院のアルコール薬物治療グループの仲間が集まる充実した時間であった。私たちにとっては当事者の自助グループの仲間が集う「分かち合い」に等しかった。

　物質使用障害の患者さんたちは，その衝動性の強さや使用時の問題行動などから，しばしば治療者にも忌避される存在である。これが依存症治療後進国であるわが国の現状でもある。治療も難しく，支援を差し伸べるわれわれはどこか「特別な治療者」とされてきたのかもしれない。しかし，これらの疾患はおそらく今後も増え続けるにちがいない。必要なマンパワーは，もはや「特別な治療者」だけではとうてい補えなくなるであろう。

　この本が示している方法は実にわかりやすい。「これなら自分たちにもできる」と多くの方々に思っていただけると思う。治療者，援助者，あるいは治療を受ける方々にもお互いに達成感を感じながら治療を継続できる方法のひとつとして，この本がいろいろな場面で幅広く役立つことを願っている。

　この本の完成にあたって，多くの労を執ってくださった翻訳家の福井星一氏と，この本の出版を快くお引き受けいただき長い間ご尽力くださった星和書店の近藤達哉氏に深く感謝を申し上げます。

　　　　　　　　　　　　　　　　　　　訳者を代表して　吉森　智香子
　　　　　　　　　　　　　　　　　　　　　　　　　　肥前精神医療センター

索引

あ

アサーショントレーニング　35
アセスメントとフィードバック　39
維持期　10, 18, 63
飲酒の害を調べるテスト（AUDIT）
　　　　　　　　　　　　78, 84
受身的　215
援助関係　12

か

価値の明確化　32
渇望　247, 248
環境の再構成　37
環境の再評価　11
関心期　10, 16, 63
強化　38
強化子の管理　11, 21
劇的な解放　10
攻撃的　215
抗条件づけ　11, 21

さ

再発予防の計画　35
刺激の抑制　11, 21
自己解放　12
自己効力感　14
自己主張的　215, 217
自己の再評価　10
実行期　10, 17, 63
自動思考　241
社会的解放　11
準備期　10, 17, 63
衝動　247, 248
心理教育　32
スリップ（再使用）　269, 271
ソーシャルスキルとコミュニケーションスキルの強化　38

た

タイムライン・フォローバック（TLFB）　39, 73
動機づけ面接法（MI）　25
トランスセオリティカルモデル（TTM）　1, 9

な

ニーズの明確化　38
認識を深める　10
認知的技法　36

は

反射的傾聴　114, 116
判断のバランス　13
ファシリテーター　61
ブレインストーミング　255, 256

ま

無関心期　10, 15, 63
目標設定　34

問題解決	34

や

薬物使用調査票	95
役割の明確化	37

ら

リラクゼーション	198
リラクゼーションの技法	35

臨床面接	43, 45
レディネスの尺度	43, 44
ロールプレイ（寸劇）	36

欧語

Alcohol Use Disorders Identification Test（AUDIT）	78
reflective listening	114, 116
URICA	43, 46

[著者紹介]

メアリー・マーデン・ヴェラスケス　PhD（博士）

テキサス大学ヒューストン医学部，家庭内看護および地域診療部門の助教授。臨床心理，健康心理，公衆衛生を専門とする。これまで15年にわたって，行動変化に対するトランスセオリティカルモデル（TTM）を用いた多くの研究の立案，構成，実践を担ってきた。最近の功績として，HIV感染予防，呼吸の健康管理，胎児の健康，アルコール乱用，禁煙，胎児期アルコール症候群予防などへのステージ理論を用いた介入法の開発が挙げられる。

ゲイリン・ガディ・マウラー　MA（修士）

TTMを用いて10年間就業している。現在は，ヒューストン大学内レクリエーション健康センターのアウトリーチ（緊急時対応）カウンセラー。物質乱用の問題に関しては，退役兵士，重罪を犯した保護観察下の人，精神疾患と物質乱用を同時にかかえるホームレス，アルコール乱用中の妊娠と出産のリスクの高い女性，入院および通院で治療中の青年など多様な階層に対する研究と臨床を担当。

キャシー・クラウチ　MSW（社会福祉修士）

テキサス州ヒューストンのSEARCHホームレス・プロジェクト（訳者注：SEARCHホームレス・プロジェクトという名称のクリニック）の事業部長。会社，学校，社会福祉施設などの経営管理部門での経験豊富。臨床ソーシャルワーカーとして，研究および入院と外来の患者も担当。ホームレスの精神医療と物質乱用についての著作がある。

カルロ・C・ディクレメンテ　PhD（博士）

メリーランド大学ボルチモア郡校の心理学科教授で学科長。ジェームズ・プロチャスカ博士とともにTTMを創始。人間の行動の変化プロセスについての所見およびTTMの多様な習癖への応用に関して，20年以上にわたって論文，著書，共著書を多数執筆。TTMを使ったアルコール依存の外来患者診療の指揮および顧問を，アメリカ国立薬物乱用研究所，アメリカ国立アルコール乱用・依存症研究所，薬物乱用治療センターをはじめとした民間および公営の治療プログラムで担当。共著した「チェンジング・フォー・グッド」（後戻りしない良い変化）は，TTMを使って患者自身が自分を救うための本。ほかにTTMを応用した依存症および健康問題に関する専門書多数。アメリカ，カナダ，イギリスほかヨーロッパ諸国，メキシコ，ニュージーランドでワークショップを開きTTMの紹介と指導にあたる。

［監訳者紹介］

村上　優（むらかみ まさる）
- 昭和49年　九州大学医学部卒業
- 　　　　　国立肥前療養所（現肥前精神医療センター）研修医
- 昭和50年　同上医員
- 昭和61年　同上精神科医長
- 平成14年　同上臨床研究部長
- 　　　　　King's College London Institute of Psychiatry（司法精神医学研究部）
- 平成16年　独立行政法人国立病院機構肥前精神医療センター臨床研究部長
- 平成17年　独立行政法人国立病院機構花巻病院臨床研究部長併任
- 平成18年　独立行政法人国立病院機構琉球病院院長

杠　岳文（ゆずりは たけふみ）
- 昭和58年　慶応義塾大学医学部卒業
- 　　　　　卒業後同大精神科で1年研修
- 昭和59年　木野崎病院勤務
- 平成2年　国立久里浜病院勤務
- 平成8年　国立肥前療養所勤務（現肥前精神医療センター）
- 平成22年　独立行政法人国立病院機構肥前精神医療センター院長

［訳者］

- 遠藤　史絵　国立病院機構肥前精神医療センター臨床心理士
- 遠藤　光一　国立病院機構肥前精神医療センター医長
- 比江島誠人　ハートピア細見クリニック理事・副院長
- 大鶴　卓　　国立病院機構琉球病院医長
- 武藤　岳夫　国立病院機構肥前精神医療センター医師
- 渡辺　優子　医師
- 木戸真紀子　自衛隊那覇病院臨床心理士
- 藤井　美香　国立病院機構肥前精神医療センター作業療法士
- 吉森智香子　国立病院機構肥前精神医療センター医師

物質使用障害のグループ治療
TTM（トランス・セオリティカル・モデル）に基づく
変化のステージ治療マニュアル

2012年8月28日　初版第1刷発行

著　　者　M・M・ヴェラスケス，G・G・マウラー，
　　　　　C・クラウチ，C・C・ディクレメンテ
監訳者　村上　優，杠　岳文
発行者　石澤雄司
発行所　㈱星和書店
　　　　〒168-0074　東京都杉並区上高井戸1-2-5
　　　　電話　03（3329）0031（営業部）／03（3329）0033（編集部）
　　　　FAX　03（5374）7186（営業部）／03（5374）7185（編集部）
　　　　http://www.seiwa-pb.co.jp

Ⓒ 2012 星和書店　　Printed in Japan　　ISBN978-4-7911-0814-5

・本書に掲載する著作物の複製権・翻訳権・上映権・譲渡権・公衆送信権（送信可能
　化権を含む）は㈱星和書店が保有します。
・[JCOPY]〈（社）出版者著作権管理機構 委託出版物〉
　本書の無断複写は著作権法上での例外を除き禁じられています。複写される場合は，
　そのつど事前に（社）出版者著作権管理機構（電話 03-3513-6969，
　FAX 03-3513-6979，e-mail：info@jcopy.or.jp）の許諾を得てください。

動機づけ面接法

基礎・実践編

［著］ウイリアム・R・ミラー、ステファン・ロルニック
［訳］松島義博、後藤 恵
A5判　320頁　本体価格 3,300円

人が変わってゆく過程を援助する技法として世界標準となっている動機づけ面接法。依存症治療をはじめ、精神科領域全般、高血圧・糖尿病の生活指導など様々に応用されている医療関係者必修の技法！

動機づけ面接法 実践入門

あらゆる医療現場で応用するために

［著］ステファン・ロルニック、ウィリアム・R・ミラー、
クリストファー・C・バトラー
［訳・監訳］後藤 恵　［訳］荒井まゆみ
A5判　324頁　本体価格 2,900円

動機づけ面接法は患者の行動変化を促すための非常に効果的な面接技法である。一般の臨床家にも理解しやすく、動機づけ面接法の概要を把握し日常のヘルスケア業務に即応用できる実践的な解説書。

発行：星和書店　http://www.seiwa-pb.co.jp　価格は本体（税別）です

アディクションとしての自傷

「故意に自分の健康を害する」行動の精神病理

［著］松本俊彦

四六判　340頁　本体価格 2,600円

自傷に関する豊富な臨床経験と研究知見にもとづき、「アディクションとしての自傷」という新しい仮説を提唱し、自傷に対して積極的に介入することの重要性を主張。多くの援助者、本人・家族に自傷と向き合う勇気を与えてくれる。

弁証法的行動療法実践トレーニングブック

自分の感情とよりうまくつきあってゆくために

［著］M・マッケイ、J・C・ウッド、J・ブラントリー
［訳］遊佐安一郎、荒井まゆみ

A5判　436頁　本体価格 3,300円

弁証法的行動療法（DBT）は、自分でうまく制御できない、激しくつらい感情を抱えて苦悩する人々を援助するために開発された治療法である。本書は、耐え難い感情に苦しんでいるすべての人にとって、感情をうまくコントロールするための実践ワークブックである。

発行：星和書店　http://www.seiwa-pb.co.jp　価格は本体(税別)です

認知行動療法家のための
ACT（アクセプタンス&コミットメント・セラピー）ガイドブック

［著］ジョセフ・V・チャロッキ、アン・ベイリー
［訳・監訳］武藤 崇、嶋田洋徳　［訳］黒澤麻美、佐藤美奈子
A5判　300頁　本体価格 3,200円

本書を学ぶことにより、認知行動療法家がすでに身につけてきた技法を、ACTという新しい〈臨床のOS〉上で実際に「動かす」ことができる。本書は、新世代のCBTのための完全利用ガイドである。

集団認知行動療法
実践マニュアル

［編］中島美鈴、奥村泰之
［著］関東集団認知行動療法研究会
A5判　212頁　本体価格 2,400円

集団CBTの臨床最前線

集団認知行動療法（集団CBT）の定義、エビデンス、今後の課題から、集団CBTのプログラムを立ち上げるまでのノウハウ、具体例、困難例とその解決策まで、集団CBTのAからZを知ることができる。

発行：星和書店　http://www.seiwa-pb.co.jp　価格は本体（税別）です